Erika Rothen Nowak

Ernährung nach Darmoperation

Ratschläge aus persönlicher Erfahrung - mit Rezeptteil

im Eigenverlag herausgegeben von
Veronika & Domink Rothen

Inhaltsverzeichnis

Vorwort von Veronika Rothen..7

Vorwort von Erika Rothen Nowak...11

Einleitung..13

So hat es angefangen..17

Die Untersuchungen..20

Krankheitsstadien bei Dickdarmkrebs..22

Die Bestrahlung...23

Chemotherapie..24

Operationsmethoden...25

Künstlicher Darmausgang...26

Blasenkatheter..27

Nachsorge...27

Diagnose Rektumkarzinom..29

Ich funktioniere wie fern gesteuert...31

Radio-Chemo-Therapie..33

Verlauf meiner Operation..34

Künstliche Ernährung..35

Mein zweiter Geburtstag...37

Mein neues Leben...38

Grundsätzliche Ernährung nach jeder Operation.........................39

Ernährung mit künstlichem Darmausgang...................................40

Schließung des künstlichen Darmausgangs mit seinen Folgen.....41

Ernährung nach Schließung des künstlichen Darmausgangs........44

Wichtige Punkte in Kürze..49

Trinken...51

Nährstoffe...52

Nahrungsergänzungsmittel...58

Wissenswertes zu ausgewählten Lebensmitteln...........................62

Worauf man sonst noch bei der Ernährung achten sollte..............68

Ernährungstabelle nach der Operation..73

Rezeptvorschläge nach der Operation...78

So esse und lebe ich heute..125

Bibliografie...129

Vorwort von Veronika Rothen

Dieses Buch soll Erika und allen Menschen gewidmet sein, die sie kannten.

Ich weiß noch, wie ich das erste Mal von Erikas Bestreben hörte, ein Buch zu schreiben. Es war eines unserer ersten persönlichen Treffen. Erika war im Sommer 2010 wieder einmal für ein paar Tage bei ihrem Sohn Dominik – meinem jetzigen Mann – zu Besuch. Sie ließ es sich nicht nehmen, bei unserem Zusammentreffen für uns zu kochen. Dominik hatte mir erklärt, dass dies vor allem damit zu tun hatte, dass Erika wegen ihrer Darmoperation nicht gerne in Restaurants ging. Sie kochte eines dieser wunderbaren Fischgerichte. Nie habe ich besseren Fisch gegessen als bei Erika! Sie war eine fabelhafte Köchin.

An einem dieser wenigen Tage im Sommer, als Erika bei uns zu Besuch war, saßen wir beide beim Frühstück in der Küche und ich bedankte mich noch einmal bei Erika für das tolle Essen. Sie erklärte mir gleich, wie ich das nachkochen könne und verriet mir einige ihrer Kochgeheimnisse. Ich fragte sie dann, ob sie mit all ihrem Wissen und ihrer Kochkunst nicht schon mal überlegt habe, ein Kochbuch zu schreiben.

Erika grinste und meinte: „Das habe ich schon", und so erzählte sie mir von ihrem Buch für Darmkrebsoperierte, wie sehr ihr es ein Anliegen wäre, etwas für andere Betroffene tun zu können und wie sehr sie sich selbst nach der Darmoperation konkrete Ernährungsvorschläge und vor allem Rezepte gewünscht hätte. Ich sah, mit welcher Begeisterung sie erzählte und wie ihre Augen dabei strahlten. Sie erzählte mir von dieser großen Hürde des Herantretens an einen Verlag und dass dies nicht so einfach wäre. Ich versuchte sie zu ermutigen, und sie sagte: „Ja, eines Tages mache ich das!"

Leider ist dieser Tag nicht mehr gekommen. Erika ist am 2. Mai 2012 nach einem über achtjährigen Kampf gegen den Krebs gestorben. Sie hatte es viel länger geschafft als viele Ärzte ihr prophezeihten. Trotz ihrer schweren Krankheit beklagte sie sich nie, schien stets fröhlich und war überall beliebt.

Ich fand den Text zu diesem Buch in seiner Gesamtheit im Mai 2012 auf ihrem Laptop. Erika hatte von Oktober 2009 bis Jänner 2012 an diesem Buch gearbeitet. Sie starb knapp zwei Monate vor der Geburt unserer Tochter, Erikas erster Enkelin Lena Valeria, die sie leider nicht mehr kennenlernen durfte. Ich beschloss, einige ihrer Rezepte auszuprobieren. Aufgrund der guten Verträglichkeit und blähungsvermeidenden Zusammensetzung stellte ich fest, dass diese Rezepte auch besonders stillenden Müttern zu empfehlen sind, und war begeistert. Ich habe von all diesen Gerichten Fotos gemacht, die aus Kostengründen zwar nicht in diesem Buch, dafür aber auf der Website www.erikasbuch.at zu finden sind.

An dieser Stelle möchte ich noch gerne meiner langjährigen Freundin Meret danken, die mich auf unterschiedlichste Art und Weise unterstützte an diesem Buch zu arbeiten. Dank auch an Christian, der bei der Layoutgestaltung eine große Hilfe war und immer beratend zur Seite stand. Dank meiner Mutter für's Korrekturlesen und die medizinischen und ernährungswissenschaftlichen Hinweise. Auch Elisabeth Schicketanz an dieser Stelle einen großen Dank für die Überarbeitung.

Ich hoffe, dass Erika mit diesem Buch nun vielen Menschen helfen und Freude bereiten kann. Das ist das, was sie zu Lebzeiten immer gewollt hatte.

Veronika Rothen

Es ist sicherlich auch in Erikas Sinn, hier anzumerken, dass sämtliche geschlechtsspezifischen Ausdrücke in diesem Buch beide Geschlechter ansprechen sollen.

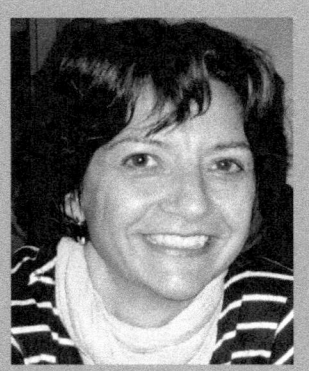

Vorwort von Erika Rothen Nowak

Ich möchte allen Personen danken, die mich in meiner trostlosen, mühsamen, schweren Zeit unterstützt und mir immer wieder zugeredet und Mut gemacht haben.

Meinem Mann Herbert danke ich, der mich sehr liebevoll gepflegt hat, mir Essen und Tee ans Bett gebracht hat und auch die Rolle des Wäschermädels übernommen hat. Er hat mich außerdem zu den verschieden Arztterminen gefahren und mit einer Buchlektüre im Auto geduldig auf mich gewartet. Bei meinem Sohn Dominik möchte ich mich bedanken, der mitten in der Maturavorbereitung stand und selbst hin und wieder moralische Unterstützung gebraucht hätte, jedoch immer auf dem Nachhauseweg vom Kollegium einen Stopp bei mir im Krankenhaus einlegte.

Ich danke meinen Nachbarn, vor allem Maggie, die uns Essen lieferte und auch zwischendurch den Hausputz erledigte – als hätte sie mit dem eigenen Haus, Familie und Beruf nicht genug zu tun gehabt. Erwähnen möchte ich auch ihren Mann, der für alles Verständnis zeigte und sie dabei noch kräftig unterstützte.

Ich bedanke mich bei meinem Heilpraktiker G. R. für die vielen Tipps, um mit der neuen Lebensweise fertig zu werden. Denn eine Darmoperation dieser Art bringt einige Veränderungen mit sich. Bei ihm machte ich weitere verschiedene Therapien, damit ich schneller körperlich wieder fit wurde.

Bei meinem Hausarzt Dr. med. A. B. bedanke ich mich, der mich unterstützt hat, neben der traditionellen Medizin auch alternativ etwas zu tun und dabei aber die schulmedizinischen Untersuchungen nicht zu vergessen oder zu versäumen. Er ist einer der wenigen Schulmediziner, die sehen, dass Schulmedizin und Alternativmedizin sich gut ergänzen können.

Einleitung

Dieses Buch habe ich vor allem für Menschen geschrieben, die sich über eine bevorstehende Darmoperation informieren möchten. Medizinische Informationen gibt es ohnehin sehr viele, jedoch gibt es nur wenig Erfahrungsberichte von betroffenen Personen selbst.

Es sind Gedanken, die ich mir nach der Diagnose Dickdarmkrebs gemacht habe, und Erfahrungen, einige ausgewählte davon habe ich niedergeschrieben. Erste Fragen, die jedem Betroffenen durch den Kopf gehen. Was soll ich tun, welche Entscheidung ist die richtige? Treffe ich überhaupt die richtige Entscheidung? Strahlen-Chemotherapie, operieren, künstlicher Darmausgang, ja – nein, oder muss es sein? Wie werde ich nach der Operation zurechtkommen? Wie lebenswert wird das Leben sein? Wird es wieder wie vorher oder... ?

Mit diesem Buch möchte ich zeigen, dass diese Untersuchungen, Operationen und das unmittelbare Danach keine einfache Zeit bedeuten, aber mit einigen konsequenten Veränderungen, positivem Denken und Unterstützung von vielen nahe stehenden Menschen alles zu schaffen ist. Auch dann, wenn es anfangs so scheint, als würde es mehr bergab als bergauf gehen.

Körper, Geist und Seele bestimmen unser Leben. Eines geht ins andere über, aber ohne eine der drei Formen geht es nicht. Unser Geist lebt in einem Körper und hat eine Seele. Deshalb ist es wichtig, unseren Körper und unsere Psyche zu stärken und unseren Geist und unsere Seele mit Fröhlichkeit und Zuversicht zu pflegen. Zum Beispiel durch Gebet, einem positiven Umfeld, spazieren gehen und die Natur genießen, meditieren, oder sich an Selbsthilfegruppen anschließen und vieles mehr.

Negative und schädliche Einflüsse, ob negativer Stress, Selbstmitleid, ständiger Streit, sämtliche Giftstoffe (Alkohol, Nikotin, Drogen), Umweltgifte und dergleichen sollten, wenn möglich, gemieden werden. Auch von Personen, die einen krank denken und uns nicht als gesund sehen, sollte man Abstand nehmen. Diese Menschen sind für Kranke keine Unterstützung.

Man muss sich wirklich grundsätzlich überlegen: Will ich überhaupt gesund werden? Bin ich bereit, dafür Veränderungen zu akzeptieren – auch wenn es mir noch so schwer fällt – um gesund zu werden? Oder lieber doch nicht, weil es bequemer ist, so weiter zu leben wie bisher? So nach dem Motto, ich stecke zwar im Sumpf, aber der ist schön warm?! Wozu alte Gewohnheiten aufgeben, die waren bisher doch auch in Ordnung?

Ich möchte Ihnen nicht meine Tipps (großen Reden) aufdrängen, aber vielleicht können Sie einige Unannehmlichkeiten vermeiden oder sogar Ihre Lebensweise verbessern.

Dieses Buch ist kein Heilungsbuch. Es gibt auch keine Garantie, wieder vollkommen gesund zu werden, besonders dann, wenn man an Krebs erkrankt ist. Ist man wieder gesund, besteht immer die Gefahr eines Rückfalls. Doch die Hoffnung und den Glauben darf man nie aufgeben!

Egal für welche Art von Therapie man sich entscheidet, man muss einfach von seiner Entscheidung überzeugt sein, das Richtige gewählt zu haben und dazu stehen. Nicht anfangen zu zweifeln. Es gibt überall gute Ärzte und Therapeuten. Mit ihrer Mithilfe ist einem die Möglichkeit gegeben, wieder gesund zu werden und einem eventuellen Rückfall vorzubeugen. Besteht keine Chance mehr auf Heilung, können Ärzte und Therapeuten helfen, das Leben möglichst schmerzfrei und lebenswert zu gestalten.

Mit Hilfe sage ich deswegen, weil wir alle für unsere Genesung und unser Wohlbefinden selber verantwortlich sind und niemand anderer. Das Leben liegt in unseren eigenen Händen und wir bestimmen, wie es sein soll. Sogar das Sprichwort sagt: „So wie man sich bettet, liegt man."

Nun wünsche ich Ihnen eine gute Unterhaltung auf den nächsten Seiten.

So hat es angefangen

Es war an einem der heißen Tage im Sommer 2003, der von den Meteorologen als Jahrhundertsommer bezeichnet wurde, als ich nach einer längeren „Sitzung" frisches Blut am Toilettenpapier entdeckte, hatte ich doch bis dato keine Beschwerden wie Schmerzen, analen Juckreiz, Schleimabgänge, Bauchkrämpfe oder ein Fremdkörpergefühl.

Wenn ich mich jedoch heute zurückerinnere, hatten sich die Stuhlgewohnheiten schon etwas verändert. Ich hatte mehrere Stuhlentleerungen pro Tag und auch manchmal Stuhldrang, ohne dass ich Stuhl absetzen musste. Auch konnte ich nicht mehr lange stehen, ohne Stuhldrang zu verspüren.

Was ich persönlich schlimm fand, war der extreme Energieverlust und die enorme Lustlosigkeit, irgendetwas zu unternehmen. In meiner aus beruflichen Gründen sehr knappen Freizeit hatte ich überhaupt keine Lust, irgendetwas zu machen, weder ein schönes Buch lesen, spazieren gehen noch mit meinem Sohn Schifahren, schwimmen, Radfahren oder sonst was zu unternehmen. Ich wollte nur noch faulenzen, liegen, relaxen, mit niemandem reden, ganz einfach nichts tun – hatte doch der Haushalt meine restliche Energie und gute Laune beansprucht. Auf alle Fälle musste ich mich zu jeder Aktion zwingen.

So dachte ich mir: „Genieße noch den schönen heißen Sommer, und im Herbst gehst du dann zu einem Gastroenterologen (Facharzt für Speiseröhre, Magen, Darmtrakt, Leber mit Gallenblase und Bauchspeicheldrüse) und lässt es abklären."

Ich dachte mir noch, na ja, jetzt hast du auch das Hämorrhoiden-Alter erreicht. Hämorrhoiden sind erweiterte, arteriovenöse Blutgefäßpolster, die ringförmig unter der Enddarmschleimhaut am After angelegt sind. Sie sind ganz normale anatomische Gebilde, die jeder Mensch hat. Erst eine Vergrößerung der Hämorrhoiden und deren Begleiterscheinungen kann zu Beschwerden und Blutabgängen führen und somit zum Hämorrhoidalleiden. Im Anfangsstadium stellen die Hämorrhoiden vergrößerte Knoten im Analkanal dar, die noch nicht sichtbar oder tastbar sind.

Also habe ich den heißen Sommer genossen, ging weiterhin in mein Büro, anschließend zu meinem Mann in die Praxis und machte dort die Buchhaltung und Ähnliches, erledigte zu Hause meine Gartenarbeit und den ganzen Haushalt. Und wenn mir Zeit blieb und ich gut aufgelegt war, genoss ich mit meinem Sohn und meinem Mann eine kurze Abkühlung in unserem Schwimmbecken.

Ich weiß nicht wieso, aber dieser Sommer verging sehr schnell und der Herbst war da. Also machte ich einen Termin beim Facharzt aus, ohne meiner Familie etwas zu sagen. Wollte ich doch meine Familie nicht beunruhigen. Das erste Gespräch und die erste rektale Untersuchung verliefen gut, und ich wurde für die bevorstehende Darmspiegelung sehr gut aufgeklärt und vorbereitet.

Die Darmspiegelung konnte ich meiner Familie nun nicht mehr verheimlichen. Schließlich muss man einen Tag vor der Koloskopie eine ganze Menge Abführmittel trinken, was Durchfall auslöst und den Darm entleert. Denn für eine Darmuntersuchung muss der Darm vom Stuhl befreit sein. Für diese Untersuchung bekommt man nach Wunsch eine Beruhigungsspritze oder eine kleine Narkose. Je nach Arzt kann man auch die Untersuchung auf dem Bildschirm mitverfolgen. Der Arzt führt das Endoskop (das ist ein biegsamer Schlauch mit einer kleinen Kamera an der Spitze) durch den After in den Darm bis zu der Stelle wo der Dünndarm in den Dickdarm mündet. Mittels Luft, die eingeblasen wird, wird der Darm etwas erweitert, anschließend zieht der Arzt das Endoskop langsam zurück und kann die Darmschleimhaut und eventuelle Gewebeveränderungen erkennen, untersuchen und gleichzeitig eine Gewebeprobe entnehmen. Er verfolgt und begutachtet die Bilder mehrfach vergrößert auf dem Bildschirm und kann sogar während der Untersuchung allfällige kleinere Polypen entfernen.

Sind es viele oder größere Polypen oder Adenome, werden diese chirurgisch entfernt. Diese Entscheidung trifft der Arzt. Die Koloskopie ist unangenehm, aber schmerzfrei. Während der Endoskopie wurde bei mir ein Stück Gewebe entnommen und mikroskopisch untersucht. Diese Biopsie ist die einzige Möglichkeit, um Krebs sicher zu diagnostizieren bzw. auch auszuschließen.

Ich war am Morgen der Untersuchung mit entleertem Darm in der Praxis angekommen. Jetzt gab es kein Zurück mehr. Der Arzt und seine Gehilfin warteten bereits auf mich. Sie waren sehr nett zu mir und machten einen beruhigenden Eindruck auf mich. Ich war nicht nervös und hatte auch keine Angst. Ich bekam eine leichte Beruhigungsspritze, und nachdem die Wirkung der Spritze eintrat, begannen sie mit der Darmspiegelung. Ich konnte die Untersuchung – ich war zwar im Halbschlaf – auf einem Bildschirm mitverfolgen. Da sah ich dann etwas, was in mir ein ganz komisches Gefühl auslöste ...

Nach der Untersuchung holte mich Dr. G. wieder in sein Besprechungszimmer, wo er mir das erste Untersuchungsergebnis mitteilte. Ich erinnere noch, wie er sagte: „Das Ding sieht nicht so gut aus, das sollte man chirurgisch entfernen. Das sind keine Hämorrhoiden! Sie sollten noch weitere Untersuchungen machen lassen und allfällige Abklärungen mit einem Chirurgen treffen."

Ich war sehr gefasst, bekam aber auch nur die Hälfte mit, weil ich noch unter Einfluss der Beruhigungsspritze stand. Ohne zu überlegen gab ich mein Einverständnis für weitere Untersuchungen. Er organisierte mir unverzüglich einen Termin bei einem sehr guten Chirurgen, Dr. Ch., dieser wiederum, bzw. seine Praxisgehilfin, vereinbarte für mich weitere Röntgen, Laboruntersuchungen, eine Computertomographie, eine Magnetresonanztomographie, PET-Scan, Ultraschalls und wiederholt weitere Blutuntersuchungen.

Mit all diesen Untersuchungen werden eventuell entstandene Metastasen abgeklärt. Bösartige Tumorzellen können über Lymph- und Blutgefäße in andere Organe und Knochen gelangen. Vor allem in die Leber und die Lunge, denn diese Organe filtern das Blut, und dadurch werden dort oft als Erstes Metastasen gebildet.

Die Untersuchungen

Die erste Untersuchung, die der Gastroenterologe durchführt, ist das Abtasten des Enddarms mit dem Finger. Hier kann er meist schon erste Anzeichen von Darmkrebs in diesem Bereich erkennen. Ist der Verdacht einer ernsten Erkrankung gegeben, folgt eine ganze Reihe von Untersuchungen: Zunächst wird eine Darmspiegelung durchgeführt. Weitere Untersuchungen wie Biopsie, Computertomographie, Magnetresonanztomographie, Ultraschall, Röntgen, PET und eine ganze Reihe von Blutuntersuchungen können notwendig sein. Welche Untersuchungen und in welcher Reihenfolge, entscheidet meistens ein ganzes Team von ÄrztInnen.

Darmspiegelung (Koloskopie)
Eine Darmspiegelung ist die zuverlässigste Methode und wird vom Gastroenterologen, das ist der Facharzt für Speiseröhre, Magen, Darmtrakt, Leber mit Gallenblase und Bauchspeicheldrüse – somit für den gesamten Verdauungstrakt – durchgeführt. Den Ablauf habe ich im vorigen Kapitel bereits beschrieben.

Biopsie
Hier wird eine Gewebeprobe entnommen und unterm Mikroskop untersucht. Besteht der Verdacht auf Metastasen, werden, wie oben erwähnt, weitere Untersuchungen durchgeführt. Die Biopsie sagt nichts über Metastasen aus, sondern kann Auskunft geben, um welche Art von Tumor es sich handelt.

Blutuntersuchung
Es werden diverse Blutuntersuchungen und -messungen durchgeführt. Ein Wert davon ist der Tumormarker. Bei Dickdarmkrebs wird der CEA-Wert festgestellt. CEA ist die Abkürzung für den Tumormarker Carcino-embryonales Antigen. Eine Erhöhung dieses Wertes kann für den Arzt sehr aufschlussreich sein. Von einigen Krebsarten

werden solche speziellen Substanzen gebildet und vermehrt ins Blut abgegeben. Leichte Erhöhungen des Wertes sind auch ohne einen Tumor möglich.

Computertomographie

Das sind Schnittbildaufnahmen der entsprechenden Körperregionen aus unterschiedlichen Richtungen, die von einem Spezialisten ausgewertet werden. Vor einer Computertomographie muss man ein Kontrastmittel trinken. Es schmeckt relativ neutral, vor allem dann, wenn es zusammen mit etwas Himbeersirup eingenommen wird. Während der Untersuchung in der Röhre, die auf der Rückseite offen ist, wird meist zusätzlich ein Kontrastmittel über die Vene verabreicht. Die Untersuchung ist schmerzfrei.

Magnetresonanztomographie oder Kernspintomographie

Hier werden, wie beim CT, Schnittbildaufnahmen gemacht, jedoch ohne Röntgenstrahlen. Die Untersuchung basiert hier auf sehr starken Magnetfeldern sowie einem hochfrequenten Wechselfeld im Radiofrequenzbereich. Die Untersuchung ist eventuell durch das laute Rütteln unangenehm, jedoch schmerzfrei.

PET (Positronen-Emissions-Tomographie)

Hier werden Schnittbilder in einem Nuklearverfahren gemacht. Mit diesem Verfahren kann man den Nachweis für aggressive Tumore und Metastasen erbringen. Glukose (Zucker) wird unter anderem von der Krebszelle vermehrt aufgenommen. Wird nun die Glukose radioaktiv markiert, ist es möglich, eine aggressive Krebserkrankung sichtbar zu machen.

Krankheitsstadien bei Dickdarmkrebs

Nach den verschiedenen Untersuchungen wird das Stadium (Staging) festgestellt. Das genaue Stadium kann bei Dickdarmkrebs meist nach der Operation aufgrund der Lymphknotenuntersuchung festgestellt werden. Beim Rektumkarzinom kann man es schon vor der Operation sehr genau feststellen. Das ist die sogenannte TNM-Klassifikation: Die Größe und Ausdehnung des Tumors wird in Zahlen ausgedrückt.

„T" steht für Tumor; der Ausbreitungsgrad wird in T1, T2, T3 oder T4 festgelegt. T0 bedeutet, dass der Tumor auf der Oberfläche der Schleimhaut begrenzt ist.

„N" steht für Lymphknoten; wie stark die benachbarten Lymphknoten betroffen sind (N0, N1, N2).

„M" steht für Metastasen; ob Metastasen vorhanden sind oder nicht (M0, M1).

Je nach der TNM-Kombination wird dann das Stadium (1 bis 4) festgelegt. Je höher die Ziffer ist, desto fortgeschrittener ist die Erkrankung. Außerdem gibt es noch Buchstabenbezeichnungen, die das Stadium detailliert darstellen.

Grading oder Differenzierungsgrad
Beim Grading wird untersucht, wie sich die Krebszellen zu den gesunden Zellen verhalten. In Zahlen von 1 bis 4 wird danach beurteilt, wie aggressiv der Tumor ist. So kann der Onkologe für die Patienten die bestmögliche Therapie auswählen.

Steht nach vielen Untersuchungen die definitive Diagnose fest, besprechen Ärzte in Absprache mit den Patienten, welche Behandlungsmöglichkeit oder welches Therapieverfahren in Frage kommt.

Die Bestrahlung

Bei Dickdarmkrebs, aber vor allem beim Rektumkarzinom wird oft die Bestrahlung vor der Operation eingesetzt, um die Geschwulst zu verkleinern, bevor sie entfernt wird. Dadurch besteht die Chance, den Schließmuskel und die Kontinenz zu erhalten. Aus verschiedenen Gründen wird bei Dickdarmkrebs die Bestrahlung mit einer Chemotherapie kombiniert. Hierzu fragen Sie am besten Ihren Arzt.

Nebenwirkungen bei Bestrahlung
Durch die Bestrahlung kann es zu Rötungen oder leichten Verbrennungen der Haut kommen. Die Haut erholt sich nach der Bestrahlung wieder sehr gut. Mir wurde empfohlen, die betroffenen Hautstellen nicht mit Seife zu waschen und mich nach dem Duschen gut einzuölen. Auch kam es zu sämtlichen Nebenwirkungen wie Durchfall, Geschmacksirritationen, Müdigkeit und Abgeschlagenheit, Haarausfall oder teilweisem Haarausfall.

Frauen möchte ich informieren, dass die Eierstöcke durch die Bestrahlung so geschädigt werden können, dass es zur frühzeitigen Menopause kommt. Sollten Sie mit Ihrem Kinderwunsch noch nicht abgeschlossen haben, reden Sie mit Ihrem Arzt.

Auch bei Männern können durch die Bestrahlung in der Beckenregion Probleme auftreten. Es kann auch zur Zeugungsunfähigkeit kommen. Reden Sie mit Ihrem Arzt, denn man kann heute Samenzellen einfrieren lassen. Der Wunsch nach Zärtlichkeit und das sexuelle Verlangen kann sich aus verschiedenen Gründen verändern.

Während der Strahlentherapie können auch einige Lebensmittel schlecht vertragen werden. wie Kohlgemüse, Hülsenfrüchte, rohe Früchte, Zitrusfrüchte wie Orangen, stark faserhaltiges Gemüse, Pilze, Kuhmilch, Nüsse, auch Krusten- oder Vollkornbrot.

Chemotherapie

Hier wird mit vom Onkologen ausgewählten Zytostatika (Zellgiften), dosisabhängig in Form von Spritzen oder Infusionen, versucht, die Vermehrung der Krebszellen zu bremsen oder den vorhandenen Tumor zu verkleinern bzw. eine Ausbreitung im Körper zu verhindern. Dabei werden natürlich nicht nur die Krebszellen zerstört, sondern auch die Erneuerung gesunder Zellen wird behindert. Dadurch sinkt die Immunabwehr des Körpers.

Nebenwirkungen
Bei Chemotherapien können verschiedene Nebenwirkungen auftreten, vor allem ist die Anfälligkeit für Infektionen erhöht. Deshalb sollten Sie bei Fieber immer Kontakt mit Ihrem behandelnden Arzt aufnehmen.

Viele Krebspatienten leiden an Anämie, Appetitlosigkeit, Geschmacksirritation, Durchfall, Eisenmangel, Vitaminmangel, Erbrechen, Müdigkeit, Schluckproblemen, auch an Depressionen, Übelkeit, Konzentrationsstörungen, teilweisem oder vollständigem Haarausfall sowie an Augenproblemen[1]. Es können weiters Schleimhautreizungen, Zahnfleischbluten und Nasenbluten auftreten.

Die Beschwerden, die auftreten, sind von den unterschiedlichen Zytostatika abhängig und sind immer mit dem therapierenden Arzt zu besprechen, denn einige Nebenwirkungen lassen sich mit dementsprechenden Medikamenten reduzieren oder sogar vermeiden. Auch während der Chemotherapie können die bei der Strahlentherapie angeführten Lebensmittel schlecht vertragen werden.

---

1 Die Sehschärfe wird dadurch beeinflusst, dass durch die Chemotherapie die roten Blutkörperchen verringert werden und der Sauerstofftransport in die Gefäße beeinträchtigt ist. Die Sehschärfe stellt sich aber nach der Chemotherapie wieder ein.

Operationsmethoden

Welche Operationsmethode angewendet wird, entscheidet der Chirurg. Je nach Schwere der Erkrankung wird entweder der Bauchschnitt oder die Laparaskopie gewählt. Die Laparaskopie ist eine auf Video überwachte Schlüsselloch-Chirurgie.

Vor der Operation wird der ganze Darm entleert. Das geschieht mit den vom Arzt verabreichten Abführmitteln. Die gesamte Peristaltik (Darmbewegung) wird somit vor einer Operation stillgelegt.

Je nach Schwere der Erkrankung werden auch sämtliche Lymphknoten um den kranken Herd herum entfernt. Betrifft es den Enddarm, werden meistens auch die Lymphknoten am Schließmuskel entfernt. Das hat allerdings starke Auswirkungen auf die spätere Verdauung, wenn kein definitives Stoma gelegt wird. Wenn auch die Wunde am Anus verheilt, bleiben Narben, und die Schließmuskelfunktion funktioniert in Zukunft (eventuell) etwas eingeschränkt.

Künstlicher Darmausgang
(Anus praeter)

Das Wort „Stoma" kommt aus dem Griechischen und heißt „Öffnung". In der Medizin bezeichnet man so eine operativ hergestellte Öffnung. Ein Stoma kann vorübergehend oder auf Dauer notwendig sein. Die Lage des Stomas hängt vom stillgelegten bzw. vom entfernten Organ ab. Es gibt verschiedene Arten von Darmausgängen:

*   den künstlichen Dünndarmausgang (Ileostoma)
    Hier wird der letzte Abschnitt des Dünndarms nach außen geleitet
*   den künstlichen Dickdarmausgang (Colostoma)
    Hier wird der Dickdarm nach außen geleitet
*   den künstlichen Querdarmausgang (Transversostoma)
    Hier wird der Querdarm (ein Teil des Dickdarms) nach außen geleitet.

Ein vorübergehendes Stoma wird zum Beispiel gesetzt, um eine Operationsnaht vor Infektionen zu schützen. Ein definitives Stoma wird gesetzt, wenn die Funktion der Afterschließmuskulatur nicht wiederhergestellt werden kann oder bei einer Dickdarmerkrankung, bei der die normale Darmfunktion auf Dauer unmöglich ist (z.B. Rektalkarzinome, Tumore, Divertikulose, chronische Darmentzündung, Verletzungen ...).

Bei einem künstlichen Darmausgang wird ein Darmstück in einer Schlinge durch die Bauchdecke nach außen geführt und an der Bauchdecke angenäht. Es ist schmerzunempfindlich und sieht wie eine Rosette aus. Um die selbständige Reinigung und Wechsel des Stomas durchführen zu können, wird man vom Pflegepersonal sehr gut geschult. Hygiene halten ist oberstes Gebot, um eventuelle Entzündungen zu vermeiden. Die Haut rund um den künstlichen Darmausgang darf man nur mit in lauwarmem Wasser getränkten

Kompressen von außen nach innen reinigen. Auch muss sie rund um das Stoma fettfrei gehalten werden, damit der gewechselte Beutel gut an der Hautoberfläche haften bleibt.

Blasenkatheter
(Zystofix)

Der Zystofix ist ein Blasenkatheter, der oberhalb des Schambeins durch die Bauchdecke führt und den Urin direkt aus der Harnblase ableitet. Ist es ein Zystofix auf Zeit, muss man jede Harnentleerung messen, und wenn man mehr als die Hälfte auf normalem Weg wieder selber urinieren kann, wird dieser Katheter entfernt. Übrigens ist bei mir keine Blasenschwäche zurückgeblieben. Alles funktioniert wieder zu hundert Prozent.

Nachsorge

Die Nachsorge ist sehr wichtig – regelmäßig Kontrolluntersuchungen machen. In welchen Zeitabständen sie stattfinden sollen, bestimmt der zuständige Arzt. Sei es, dass es ganz einfache Kontrolluntersuchungen sind oder dass es um Folgebeschwerden geht, Laboruntersuchungen und vieles mehr. Dadurch können Rezidive verringert, vermieden oder rechtzeitig erkannt werden.

Sehr wichtig ist es, bei Auftreten von Beschwerden oder Symptomen seinen Arzt oder seine Ärztin aufzusuchen, egal ob ein Kontrolltermin fällig ist oder nicht.

Diagnose Rektumkarzinom

Am 16. Dezember 2003 hatte ich dann nach einer ganzen Reihe von Untersuchungen das Ergebnis. Na ja, das war alles andere als lustig – das Gespräch mit dem Chirurgen, der mir mitteilte, dass das, was im Dickdarm sitzt, ein Adenokarzinom ist und dass man das erkrankte Gewebe vor der Operation mit einer Radio-Chemo-Therapie (Bestrahlung und Chemotherapie) behandeln sollte.

Der Arzt teilte mir mit, dass er das tumorbefallene Darmsegment, das anliegende Fettgewebe und die darin liegenden Lymphdrüsen, auch am Schließmuskel (Anus), entfernen und für eine gewisse Zeit einen künstlichen Ausgang (Stoma oder Anus praeter) setzen müsste. Möglicherweise sogar für immer. Dies würde von der Operation abhängen. Na bravo, eine totale Verstümmelung meines Körpers, dachte ich! Ich hatte das Gefühl, als würde man mir den Boden unter den Füßen wegziehen. Was heißt, eventuell einen dauerhaften Anus praeter? Nein, ganz sicher nicht, dachte ich. Damit war ich auf gar keinen Fall einverstanden und tat das auch mit einem sehr bestimmten Unterton kund. Wenn es sein musste, dann nur auf Zeit.

Während unserer Unterhaltung sagte er mir auch, dass ein Tumor mit einem Durchmesser von einem Zentimeter eine Milliarde Zellen enthält. Damit versuchte er mir zu erklären, dass ein Tumor über mehrere Jahre entsteht und nicht von heute auf morgen. Der Klumpen in meinem Darm hatte bereits sechs Zentimeter Durchmesser, und ich hatte in all den Jahren davor nichts bemerkt? Unvorstellbar, wenn ich heute zurückdenke.

Da meine Diagnose als sehr akut eingestuft wurde, wollten die Ärzte sofort mit einer Strahlen-Chemotherapie anfangen. Das hätte bedeutet, dass ich Weihnachten im Spital verbracht hätte. Das wollte ich schon gar nicht, schließlich hat mein Sohn zu Weihnachten Geburtstag – an diesen Weihnachten seinen zwanzigsten, und der sollte groß gefeiert werden. Ich hatte schon längst alles für ein Überraschungsfest organisiert und bestellt. Also bat ich um sogenannte „Bedenkzeit", die ich auch bekam, jedoch mit dem Hinweis, nicht zu lange zu warten. Ich stimmte zu. Für diese Zeit musste ich täglich Colosan (ein rein pflanzliches Abführmittel) mit reichlich Wasser einnehmen, damit ich keinen festen Stuhl oder Verstopfung hatte. Durch die Größe der Geschwulst war die Gefahr für einen Darmverschluss oder einen Darmwandbruch zu groß.

Das nächste, was mir nun bevorstand, war, dass ich meiner Familie und meinem Chef die Diagnose und die weiteren Behandlungen mitteilen musste, was mir nun ganz und gar nicht leicht fiel.

Aber wahrscheinlich geht es den meisten Menschen so, die so eine Diagnose erhalten. Man ist zuerst einmal total von der Rolle und weiß nicht mal mehr, was oben und unten ist. Ist dann der erste Schock überwunden und kann das Gehirn wieder klare Gedanken fassen, beginnt man Entscheidungen zu treffen, jeder auf seine Art. Ich hatte noch dazu das große Glück, dass mein Mann, meine Familie und meine Freunde mich sehr unterstützten. Vor allem für meinen wunderbaren Sohn lohnte es sich zu kämpfen. Auch hatte ich – ich habe sie immer noch – einen sehr guten, verständnisvollen Hausarzt, Chirurgen, Onkologen und Heilpraktiker. Sie haben mir immer wieder Mut zugesprochen und mich moralisch aufgebaut.

Ich funktioniere
wie fern gesteuert

Mein Bewusstsein und mein Unterbewusstsein begriffen den Ernst der Lage überhaupt nicht. Gott sei Dank! Die darauf folgende Zeit funktionierte mein Körper wie die Software eines Computers. Das tägliche Programm lief einfach ab.

Zwischendurch fragte ich mich schon, ob das das ganze Leben war. Morgens aufzustehen und arbeiten zu gehen, daheim den gesamten Haushalt und die Gartenarbeit zu erledigen. Besteht das Leben nur aus Arbeit – oder gab es da nicht doch vielleicht etwas anderes? So etwas, wie „ein bisschen die Seele baumeln lassen" oder Urlaub machen, damit der Körper sich wieder regenerieren kann? Anscheinend bezeichnet man das Leben erst als gelebt, wenn der Körper vor lauter arbeiten ausgewerkelt ist.

Ich wurde auch so erzogen, dass nur Arbeit etwas Gutes und der Inhalt des Lebens ist – genau genommen körperliche Arbeit wurde als wahre Arbeit gesehen. Freie Zeit, Vergnügen – das ist doch „faulenzen". Es hat immer geheißen: „Wir mussten auch arbeiten, sogar Samstag und Sonntag. Wir hatten es nicht so gut wie du. Wir hatten nichts, nicht einmal ausreichend Kleider, Schuhe oder zu essen. Du hast doch eh alles. Was willst du denn noch? Wir haben doch alles nur für dich getan. Von nichts kommt nichts ..."
Na ja, alle diese Ratschläge und Aussagen, die ich als Kind und Jugendliche gehört hatte, verdrängte und vergrub ich sofort tief im Inneren. Doch plötzlich tauchten diese verdrängten „Schätze" im Kopf wieder auf.

Schuldgefühle überkamen mich, dass quasi andere ihr Leben für mich geopfert haben. Was habe ich in meinem Leben nur alles falsch gemacht. War/bin ich ein böser Mensch? Was habe ich denn so vernachlässigt, nicht erkannt ...? Aber, ist das denn tatsächlich so? Oder hat es doch nicht ganz andere Gründe? Was für einen Plan hat

Gott für mich? Gibt es ihn überhaupt? Oder habe ich ihn überhaupt noch nicht richtig erkannt? Also Fragen über Fragen schwirrten in meinem Kopf umher. Als Erwachsene war ich ständig für andere da, hatte immer zwei Jobs, zwischen denen ich hin und her gesprungen bin. Ich konnte nie nein sagen. Ich habe immer zuerst an die anderen gedacht, dann erst kam ich. Auf meine eigenen Bedürfnisse habe ich kaum geachtet. Gott sei Dank hatte ich auch lustige, glückliche und erfolgreiche Jahre. Nur war es bei mir leider so, dass nicht diese Jahre in mir hochkamen, sondern die Jahre, die ich verdrängt hatte.

Wie auch immer, plötzlich hatte ich das Gefühl, dass ich einen großen Teil meines eigenen Lebens versäumt hatte und mitten im Regen stand. Mein vergangenes Leben lief weiter wie ein Film in meinem Kopf ab. Vorher wären mir viele dieser Gedanken gar nicht in den Sinn gekommen. Eines stand jedoch mit Sicherheit fest: Ich will leben, mein ICH will leben. Wenn ich gesund werden wollte – und ob ich das wollte! – musste ich mich von jetzt an an die erste Stelle setzen. Denn die Energie, die ich noch hatte, reichte tatsächlich nur noch für mich. Diese musste ich ab sofort gezielt dosiert einsetzen, um wieder gesund zu werden. Ich wollte doch mein kommendes neues Leben verbessern und genießen und mich nicht mehr von dem üblichen Alltagstrott wie arbeiten, essen und schlafen einholen lassen.

Schön langsam und Schritt für Schritt fing ich damit an. Der liebe Gott hat schließlich auch die Welt nicht an einem Tag erschaffen. Also nahm ich meinen ganzen Mut zusammen und machte einen Termin bei einem Chirurgen aus. Herr Dr. Ch. war sehr einfühlsam und vorsichtig in seiner Wortwahl, um mir die Details der Krankheit und den weiteren Verlauf zu erklären. Nach einer weiteren ausführlichen und intensiven Besprechung einigten wir uns, dass ich nach den Weihnachtsfeiertagen in das Spital eintreten und mit der ersten Behandlung beginnen würde.

Radio-Chemo-Therapie

Am 30. Dezember 2003 brachte mich mein Mann ins Krankenhaus und ich begann mit der Chemo-Strahlen-Therapie. Es waren 30 Bestrahlungen, die ambulant, von Montag bis Freitag, gemacht wurden. Die Wochenenden dienten der notwendigen Erholung. Um die Strahlen punktgenau einsetzen zu können, wird der Körper an den entsprechenden Stellen markiert. Auf der Hüfte links und rechts wurde mir ein Punkt-Tatoo gesetzt. Am Bauch wurde es mit einem wasserfesten Stift gezeichnet und überklebt. Empfohlen wurde mir, während der ganzen Strahlentherapie die betroffenen Hautstellen nur mit lauwarmem Wasser zu reinigen und gut mit Babyöl einzuölen, um eventuelle Verbrennungen durch die Bestrahlung zu vermeiden oder zu verringern. Die Bestrahlung selber dauerte nur ein paar Minuten. Die Wirkung war sehr groß, in jeder Hinsicht. Der Tumor verkleinerte sich sehr stark. Die Ovarien wurden durch die Strahlen verbrannt, dadurch hörte die Monatsblutung auf. Ich hatte ja nichts dagegen, schließlich hatte ich meine evolutionäre Verpflichtung erfüllt, doch wäre ich sehr froh gewesen, wenn mich die damalige Onkologin darauf vorbereitet hätte. Ergo, ich kam von heute auf morgen in die Menopause oder den Wechsel.

Der Appetit ließ nach, das Essen schmeckte nach Pappe. Obwohl ich mich bemühte, normal zu essen und auch die Kalorienzufuhr erhöhte, wurde ich immer weniger und auch die körperliche Kraft ließ nach. Ich konnte immer weniger körperlich leisten, auch die Konzentration nahm ab. Durchfall war mein ständiger Begleiter. Mit Übelkeit hatte ich durch einige gute Medikamente nicht zu kämpfen, die Haare fielen mir auch nicht übermäßig stark aus, und den Lebenswillen und Humor habe ich ebenso nicht vernachlässigt.

Während der Strahlentherapie musste ich zweimal für drei Tage und Nächte ins Krankenhaus zur Chemotherapie. Rund um die Uhr fließt die therapeutische Lösung in die Vene. Schritt für Schritt absolvierte ich die Therapie. Nach einer einmonatigen Erholungspause für den Körper ließ ich mich, wie geplant, operieren.

Verlauf meiner Operation

Operativ wurden bei mir die durch die Radio-Chemo-Therapie stark geschrumpfte Geschwulst – mit ausreichendem Sicherheitsabstand–, das anliegende Fettgewebe und die darin liegenden Lymphdrüsen sowie auch die Lymphknoten im Schließmuskel entfernt. Der entfernte Darmabschnitt betrug ca. 25 cm. Die Bauchdecke wurde mit zahlreichen Klammern verschlossen. Der Eingriff dauerte sechseinhalb Stunden und verlief ohne Komplikationen. Bei Frauen kann der Damm, bedingt durch den Eingriff, am Schließmuskel verkürzt werden. Man muss dann auf spezielle Hygiene achten, damit keine vaginalen Infektionen entstehen können. Um Entzündungen zu vermeiden, wurde mir ein Stoma für einen Zeitraum von acht Wochen gesetzt. Obwohl ich sehr gut darüber informiert worden war, war es anfangs ein großer Schock für mich. Ich fühlte mich trotzdem total entstellt und behindert. Zudem hatte ich für einen gewissen Zeitraum auch noch einen Zystofix (Blasenkatheter). Dieser Beutel wird mit einem Gummiband am Oberschenkel befestigt. Durch die Operation war der Blasennerv durchtrennt worden. Bis dieser wieder zusammengewachsen war und ich wieder selber Harndrang verspürte, musste ich diesen Zystofix tragen. Bei mir dauerte das fünf Wochen. Das Entfernen des Katheters war schmerzlos. Der Blasennerv musste durchtrennt werden, weil der Nerv an dem Teil des Dickdarms angewachsen ist, der entfernt werden musste.

Die Operation hatte ich gut und ohne Komplikationen überstanden. Nur mit dem Essen hatte ich große Schwierigkeiten. Ich hatte das Gefühl, einen Knoten oberhalb des Magens zu haben. Mittels eines Röntgenbildes wurde jedoch abgeklärt, dass alles in Ordnung war. Möglicherweise war dieser Knoten nur psychisch bedingt.

Sobald ich Nahrung in den Mund nahm, musste ich mich übergeben. Alles was sich bewegte, kreuchte und fleuchte, wenn das Telefon klingelte, zu langes Reden, zu lange Besuche, all das löste bei mir einen Würgereflex aus, und ich musste mich übergeben. Das ging zehn Tage lang so.

Künstliche Ernährung

Durch das tagelange Erbrechen hatte ich ziemlich viel Gewicht verloren. Bei einer Körpergröße von 160 cm wog ich kaum 43 kg und konnte mich nur mit großer Anstrengung auf den Beinen halten. Durch die vorangegangene Therapie und Operation war ich schon sehr geschwächt. So hatte mein Chirurg beschlossen, mich einige Tage künstlich ernähren zu lassen.

Die Nahrung habe ich per Infusion direkt in die Blutbahn verabreicht bekommen. Die Behandlung verlängerte meinen Spitalsaufenthalt um weitere zehn Tage. Aus den geplanten zwei bis zweieinhalb Wochen Aufenthalt wurden schließlich viereinhalb Wochen. Ich war in sehr guten Händen. Die Ärzte und das gesamte Pflegepersonal bemühten sich sehr, damit ich mich, den Umständen entsprechend, wohl fühlte.

Mein zweiter Geburtstag

Zirka zehn Tage nach der Operation kam der Chirurg mit dem Befund an mein Bett. Er lächelte und sagte ganz langsam und leise, dass das Ergebnis der Biopsie sehr gut sei. Eine Nachbehandlung, eine prophylaktische Chemotherapie wäre nicht mehr notwendig. Vor lauter Freude machte ich einen Luftsprung! – innerlich natürlich. Mein Körper war ja viel zu schwach, um tatsächlich einen solchen zu tun. Außerdem hangen da noch zwei „Beutel" an meinem Körper, die mich auch in der Bewegung etwas einschränkten. Trotzdem, ich war zu diesem Zeitpunkt der glücklichste Mensch auf der ganzen Welt, denn mir wurde das Leben an diesem Tag, dem 21. März 2004, ein zweites Mal geschenkt.

Ich bedankte mich im Namen Jesu beim Herrn. Er hatte meine vielen Gebete und die meiner Verwandten und Bekannten erhört. Das gehört heute immer noch zu meinem täglichen Ritual, dem Herrn für meine Heilung und für jeden neuen Tag zu danken, denn in der Bibel habe ich gelesen, dass ich durch seine Wunden geheilt bin. Also dachte ich, dass das dann auch so ist.

Mein neues Leben

Mein Leben hat einen ganz anderen Stellenwert bekommen. Ich bekam Respekt vor der Schönheit dieser Welt, jedem Berg, vor dem Sonnenaufgang und -untergang, jeder Blume, jedem Tier, einfach vor der ganzen Natur. Alles, was Gott geschaffen hat, ist einmalig, auch wenn es regnet und schneit. Es ist schön, wenn man sich an den kleinen Dingen des Lebens erfreuen darf. Ich habe gelernt, auch für ganz kleine Dinge, die im Leben passieren, dankbar zu sein und nicht alles als selbstverständlich hinzunehmen.

Ich habe erkannt, dass die Gesundheit der größte Reichtum ist. Man kann sich mit Geld, wenn man es hat, tatsächlich alles kaufen, was man sich wünscht, aber die Gesundheit nicht.

Nun wieder zurück zum eigentlichen Thema. Ungefähr sechs Wochen nach der Operation wurde der Zystofix entfernt. Endlich war der erste Beutel weg. Welch wunderbares Gefühl!

Jetzt hatte ich nur noch den künstlichen Darmausgang (Stoma oder auch Anus praeter). Man kann mit einem Stoma ein fast normales Leben führen. Mich störte bloß das „Anhängsel", also der Beutel, der an meinem Bauch klebte. Die Darmentleerung über das Stoma erfolgte immer mit mehr oder weniger lauten Geräuschen (Gasen) und Luft im Beutel, was mir sehr peinlich war. Ich lernte trotzdem schnell, damit umzugehen und die ganze Sache mit Humor zu nehmen.

Grundsätzliche Ernährung nach jeder Operation

Nach der Operation muss dann der Darm wieder langsam seine Tätigkeit aufnehmen. Wenn Tumore entfernt wurden und auch ein Teil des Dickdarms (Colon) fehlt, sollte man einige Dinge bei der Ernährung beachten. Der Darm ist sehr empfindlich, und man hat eine Wunde. Durch eine eventuell vorangegangene Strahlen-Chemotherapie hat man meistens sowieso schon eine gestörte Darmflora und permanenten Durchfall.

Gleich nach der Operation ist es wichtig, blähungsarme Lebensmittel zu essen, auch um die Wunde zu schonen. Lebensmittel beeinflussen sehr stark unsere Verdauung. Sie wirken blähend, stopfend oder abführend. Deshalb ist es sehr wichtig, die Ernährung entsprechend abzustimmen und herauszufinden, was man gut verträgt. Wichtig ist, dass man vor allem langsam isst und die Nahrung lange genug kaut – wie das Sprichwort schon sagt: „Gut gekaut, ist halb verdaut." Ganz sicher ist nicht jede Mahlzeit eine Gaumenfreude, aber lebenswichtig.

Um die Verdauungsorgane wieder an ihre Arbeit – die Verdauung – zu gewöhnen, beginnt man schluckweise Tee zu trinken und ungesüßten Zwieback zu essen. Danach kann man schon eine wenig gesalzene Suppe trinken. Zum Beispiel ist auch Kaugummi kauen nach einer Darmoperation ein guter Tipp. Das regt die Darmbewegungen an. In den ersten Tagen nach der Operation und während der gesamten Zeit des Spitalaufenthaltes wird man optimal und nach körperlichem Befinden versorgt. Man bekommt vom Fachpersonal auch einige Tipps, wie man sich zu Hause weiter ernähren soll und blähungsarme Nahrung mild zubereitet.

Ernährung mit künstlichem Darmausgang

Mit dem künstlichen Darmausgang hatte ich keine Essensprobleme. Ich musste nur auf einige wenige Dinge achten. Spezielle Ernährungsempfehlungen gibt es auch nicht.

Ich sollte Nahrungsmittel meiden, die das Stoma verstopfen könnten. Das wären zum Beispiel Kerne oder harte Schalen von Früchten (z.B. Himbeeren, Weintrauben, ganze Nüsse) und Vollkornbrot. Auch grobfaseriges Gemüse (Lauch, Spargel, Pilze ...) und grobfaserige Früchte (z.B. Ananas, Rhabarber ...). Man kann diese aber pürieren und den Spargel als Spargelsuppe essen. Hier sind den Ideen keine Grenzen gesetzt.

Faserreiche und blähende Nahrungsmittel sind nicht sehr empfehlenswert, wenn man in die Öffentlichkeit gehen möchte. Sie blähen das Stoma auf, und anschließend muss die Luft wieder aus dem Beutel herausgedrückt werden. Werden die Gase in den Beutel befördert, ist das mit Geräuschen verbunden. Das ist höchstens dem Umfeld gegenüber unangenehm, hat sonst aber keine Folgen. Um Gerüche zu verringern oder zu vermeiden, kann man geruchsarme Lebensmittel essen. Stärkehaltige Nahrungsmittel wirken stopfend. Das ist gut, wenn der Stuhl sehr dünn ist. Deshalb ist es empfehlenswert, vor allem vor und nach den Mahlzeiten zu trinken.

Bei einem Stoma auf Zeit ist der Stuhl eher dünn, weil der künstliche Ausgang am oberen Teil des Dickdarms gesetzt wird. Um den Flüssigkeitsverlust auszugleichen, muss viel getrunken werden, mindestens zwei bis drei Liter täglich. Man verliert auch Mineralien, vor allem Kalium und Natrium, die für den Wasserhaushalt im Körper zuständig sind. Das kann man mit der Ernährung und mineralhaltigem Wasser ausgleichen. Besprechen Sie die Situation mit

Ihrem Therapeuten. Es gibt dazu auch sehr gute natürlich hergestellte Präparate oder Nahrungsergänzungsmittel.

Eine Lebensmittelaufstellung hierzu finden Sie im hinteren Teil des Buches.

Schließung des künstlichen Darmausgangs mit seinen Folgen

Endlich waren die acht Wochen nach der Operation vorbei. Ich musste nun wieder ins Krankenhaus, um den künstlichen Darmausgang schließen zu lassen. Wie habe ich mich auf diesen Tag gefreut! Nur vier Tage nach der Rückoperation durfte ich das Krankenhaus verlassen.

Es war für mich ein richtiges Glückgefühl, vom letzten Beutel befreit zu sein. Nun fühlte ich mich nicht mehr angekettet oder gefesselt. Zugegeben, die Pflege der Beutel war auch sehr zeitaufwendig. Jetzt wird das Leben wieder ganz normal, dachte ich. Doch schnell wurde ich eines Besseren belehrt. Die Umgewöhnung auf die neue Stuhlentleerung stellte sich für mich als das Schmerzhafteste und Mühsamste, das ich je erlebt hatte, heraus.

Die Nachwirkungen einer Darmoperation, immer abhängig auch von der Schwere, sind meist so, dass der Darm öfters entleert werden muss. Man verspürt öfter Stuhldrang, weil man eine verkürzte Darmpassage hat. Dazu kommt noch, dass die meisten Betroffenen in dieser Zeit eher dünnen bis flüssigen Stuhl haben als Verstopfung. So erging es auch mir. Meistens hatte ich nach dem zwanzigsten Toilettenlauf aufgehört zu zählen. Denn da hatte ich nur noch Tränen in den Augen, wenn ich wieder Drang verspürte, den Darm zu entleeren. Es waren Schmerzen, die ich nicht begreifen wollte.

Um wieder ein normales Leben führen zu können, musste ich doch nur wieder die normale Darmentleerung lernen. Das wird doch wohl nicht so schwer sein?! Es wurde schließlich der sensibelste Teil vom

Dickdarm entfernt, der Teil vom gesamten Darm, der zum Gehirn „funkt", dass der Darm voll ist und entleert werden soll. Bis diese Funktion jedoch von einem anderen Dickdarmteil übernommen wird, braucht es eine Weile und natürlich viel Geduld. Der operierte Schließmuskel verlangte zusätzlich eine Portion mehr Geduld.

Das Brennen, die Schmerzen und gleichzeitig das Jucken beim Stuhlgang trieben mir die Tränen in die Augen. Auch so manchen Urschrei stieß ich aus, weil ich glaubte, nicht auf der Toilette zu sitzen, sondern auf einem offenen Feuer. Jetzt wurde mir erst bewusst, was das bedeutete, mit einem operierten Schließmuskel und dessen Folgen zu leben. Hätte ich das Ausmaß vorher geahnt, ich weiß nicht, ob ich dann auch noch damit einverstanden gewesen wäre, mir dort die Lymphknoten, als Vorsichtsmaßnahme für eventuelle Metastasen, entfernen zu lassen.

Abhilfe schaffte mir, wenn ich beim Stuhlgang ein kleines Becken mit lauwarmem Wasser füllte und dort die Not verrichtete. Zumindest verspürte ich dabei wenigstens Linderung. Zum Eincremen gibt es genügend Baby-Wundschutzcremen. Man sollte aber solche verwenden, die nicht auf der Haut „haften" bleiben. Die Creme sollte leicht mit feuchten oder öligen Reinigungstüchern (ohne Alkohol und Parfum) von der Haut entfernt werden können. Die empfindliche Haut abtupfen statt reiben ist ebenso von Vorteil.

Das Leben „ohne", das war, im wahrsten Sinne des Wortes, eine neue Lebenserfahrung! Kaum spürte ich den Darm rumoren, bin ich auf die Toilette gerannt, manchmal mit Erfolg, aber öfter ohne Erfolg. Dieser ständige Durchfall plagte mich sehr. Wie oft ich unter die Dusche ging, weil ich die Toilette nicht rechtzeitig erreichte und danach die Waschmaschine einschalten musste, zählte ich schon längst nicht mehr.

Mehr Beruhigung oder Abhilfe würden die Tena®-Pants schaffen. Doch ich weigerte mich strikt, sie anzuziehen. Ich wollte doch nicht mit meinen vierundvierzig Jahren mit Windelhosen herumlaufen. Die längeren Einlagen mit 210 mm reichten aus. Sie mussten ausreichen. Die Tena®-Einlagen sind zwar für Blasenschwäche gedacht, man kann sie jedoch auch für andere Schwächen ohne Weiteres zweckentfremden.

Mein Leben richtete sich völlig nach dem Darm. Was für ein Leben, einfach schrecklich! Wenn ich ganz ehrlich bin, es sind schon einige Jahre seit der Operation vergangen, doch so wie vor der Darmoperation wird es wohl nie mehr werden.

Nun, was tun? Ich wurde nach der Operation, einschließlich der ganzen Nachuntersuchungen, mit „Alles ist in Ordnung" entlassen, und ich war total happy.

Nur eines betrübte mich: Die Verdauung, der anhaltende Durchfall, der nicht enden wollte. Noch hatte der Darm mich im Griff und nicht ich den Darm. Drei Tage hatte ich fast, wirklich nur fast, normalen Stuhl, fünf Tage hatte ich Durchfall. Ungefähr in dieser Reihenfolge lief das ab. So ging das über Monate. Ich traute mich kaum aus dem Haus. Wenn ich einkaufen fuhr, dann nur in Geschäfte oder Einkaufszentren, wo die Toiletten schnell erreichbar waren. Ständig hatte ich Angst, dass mir was in die Hose ging.

Mein Hausarzt und mein Heilpraktiker gaben mir viele gute Tipps zur Bekämpfung meines Durchfalls. Zusätzlich holte ich mir Informationen von der Schweizer Krebsliga, aus diversen Büchern und Internetportalen. So entstand, auch durch meine eigene Erfahrung, die nachstehende Zusammenfassung einer Ernährung zu einem wieder funktionierenden Darm.

Ich hatte auch Bedenken, den durch den Durchfall bedingten Flüssigkeitsverlust nicht ausgleichen zu können. Schließlich verliert der Körper zu viel Flüssigkeit und Mineralsalze, wo doch nach einer schweren Erkrankung und den Folgen der Körper sowieso einen erhöhten Bedarf an Flüssigkeit, Nährstoffen und Kalorien hat.

Ernährung nach Schließung des künstlichen Darmausgangs

Wenn man vom Spital wieder ins eigene Heim entlassen wird, bekommt man vom Fachpersonal ebenfalls den einen und anderen Tipp. Doch sind diese Ratschläge sehr allgemein gehalten. Außerdem reagiert jeder einzelne Patient sehr individuell auf diverse Nahrungsmittel. Die Verdauungsprobleme, die manchmal rund um die Uhr anhielten, waren nicht ohne. Das hat mich letztendlich animiert, dieses Buch zu schreiben.

Es ist schon wichtig, auf seinen eigenen Körper zu achten, der einem sehr deutlich signalisiert, was gut für einen ist und was nicht. Aber was tun, wenn der Durchfall trotzdem nicht besser wird? Am besten man notiert sich alles, was man im Laufe des Tages isst und trinkt. Dann lernt man es sehr schnell.

So schrieb ich mir auf, welche Nahrungsmittel mir anfangs Probleme bereiteten. Schnell hatte ich bemerkt, dass ich in den ersten Wochen nach der Schließung des künstlichen Darmausgangs Zwiebel, Lauch, sämtliches blähendes und grobfaseriges Gemüse, Hülsenfrüchte, Pilze, Vollkornprodukte, scharfe Gewürze wie Chili, Pfeffer, scharfen Senf, Meerrettich (Kren), Essig, aber auch Zucker und Salz überhaupt nicht vertrug. Sogar gekochte Kartoffeln musste ich anfangs ganz meiden. Vor allem die Fertigprodukte mit Glutamaten (Geschmacksverstärkern) und Konservierungsstoffen hatten böse Folgen. Der Durchfall wurde davon noch schlimmer.

Die erste Zeit konnte ich nur Weißbrot essen, das mindestens zwei Tage alt war. Zwieback und Knäckebrot habe ich auch gut vertragen. Ebenso lebte ich in den ersten Wochen von den verschiedensten, speziell für die Verdauung abgestimmten Kräutertees, Suppen und Breien aus Buchweizen, Hafer, Hirse, Dinkel, Weizengrieß, Maisgrieß und Reis. Mit Karotten, Sellerie, Fenchel, Zucchetti (Zucchini) und diversen Gewürzen habe ich den Geschmack variiert.

Den Brei konnte ich auch mit Früchten, Zimt, Kakao und Honig versüßen. Grießbrei mit biologischer Sojamilch und Kakao war zwischendurch ein Leckerbissen.

Zum Frühstück habe ich täglich eine Quark-Leinöl-Ration, mit Zimt oder gemahlenen Nüssen, meistens gesüßt mit Honig und Früchten, dann wieder gewürzt mit Kräutern, wenig Himalaya-Kristallsalz, Paprikapulver, geriebenen Radieschen oder kleingeschnittenen Salzgurken gegessen. Das ist übrigens heute immer noch mein Frühstück, wobei ich die salzige Variante als Abendessen vorziehe.

In biologischer Gemüsebrühe schonend gegartes Gemüse mit etwas Knoblauch, Butter, Kräutern und Oleolux nach Dr. Budwig abgeschmeckt, dazu ein wenig Buchweizen, Basmatireis, Hirse, Dinkelkörner, Dinkelreis, Hafer, Kamut, Couscous oder Dinkelnudel mit Pesto Genovese waren regelrecht ein Highlight.

Schonend gegarten Fisch, Puten-, Hühner- und wenig Kalbfleisch vertrug ich gut. Wegen des übermäßig starken dünnflüssigen Durchfalls musste ich einige Wochen nach der Schließung des künstlichen Darmausgangs komplett auf tierisches Eiweiß verzichten – das riet mir mein Naturheilpraktiker. Tierisches Eiweiß lässt sich durch Sojaprodukte, Hirse, Hafer, Amaranth und Quinoa sehr gut ersetzen.

Auch die Salate durfte ich anfangs nur sehr mild würzen. Karotten, Radieschen oder geschälten Gurken musste ich sehr fein raspeln. Sogar Tomaten und Peperoni (Paprika) musste ich enthäuten. Mit wenig Zitrone, Obstessig oder Balsamico-Essig und hochwertigem Öl mariniert, mit Kräutermeersalz, Himalaya-Kristallsalz und frischen (wenn immer möglich) Kräutern gewürzt, haben die Salate sehr gut geschmeckt.

Ich hatte nämlich nach der Operation kein Sättigungsgefühl mehr und hätte unentwegt essen können. Um das in den Griff zu bekommen, hat es sich für mich sehr bewährt, ca. eine halbe Stunde vor dem Essen ein Glas Wasser ohne Kohlensäure zu trinken und meine Portionen langsam zu essen. Nach anfänglichen Mühen schafft man das ganz gut.

Für diejenigen, die unter Appetitlosigkeit leiden, ist es ebenso besser, mehrere kleine Portionen, hübsch angerichtet, zu essen, weil einem eine kleine Menge auf dem Teller nicht gleich den ganzen Appetit wieder verdirbt. Auch Obst- und Gemüsesäfte können den Appetit anregen, aber Vorsicht, sie können Durchfall hervorrufen.

Wichtig ist, die Bissen sehr gut zu kauen, mindestens fünfundzwanzigmal, denn die Verdauung beginnt bereits im Mund. Sehr gut war für mich sogar, gewisse Speisen zu pürieren.

Wichtige Punkte in Kürze

- Langsam essen und die Nahrung gut kauen nach dem Motto „Gut gekaut ist halb verdaut".

- Sich biologisch ernähren, damit möglichst alle Giftstoffe ausgeschlossen werden.

- Künstliche (gentechnisch hergestellte) Nahrungsmittel und Glutamate (Geschmacksverstärker) meiden.

- Gleich nach der Operation ballaststoffarme, glutenarme und an tierischem Eiweiß arme Kost.

- Trennkost kann eventuell hilfreich sein.

- Nach der Wundheilung langsam wieder Faserstoffe in die Kost integrieren (sobald die Wunde außen verheilt ist, ist sie auch innen verheilt).

- Die Kost sollte ausgewogen und vollwertig sein. Vollwertig heißt, alles essen, was frisch ist und nicht in irgendeiner Art und Weise konserviert.

- Darauf achten, dass die Kost alle essentiellen Nährstoffe abdeckt, eventuell zusätzlich gute biologisch hergestellte Nahrungsergänzungsmittel einnehmen, z.B. Colostrum; das ist ein reines Naturprodukt, das nicht künstlich hergestellt werden kann.

- Mehrere kleine Mahlzeiten am Tag zu sich nehmen (5-8 kleinere Portionen).

- Die Speisen und die Getränke sollten weder zu heiß noch zu kalt sein.

- Genügend trinken, 1,5 bis 2 Liter pro Tag, bei Durchfall erhöhte Trinkmenge; ungesüßte Kräutertees, Mineralwasser ohne Kohlensäure, verdünnte Fruchtsäfte ohne Zuckerzusatz.

- Bei Durchfall weniger Rohkost essen. Früchte z.B. als Kompott oder Mus und Gemüse kurz gegart essen. Zusätzlich viel trinken, um den Wasserhaushalt wieder auszugleichen.

- Wenig Kohlenhydrate essen, anfangs auch keine (grob) geschroteten Vollkornprodukte.

- Auf gute, vor allem mehrfach ungesättigte und Omega-3-Fettsäuren (z.B. in Leinöl, Rapsöl, Hanföl, Baumnussöl oder auch Sonnenblumenöl) achten. Am besten diese mit hochwertigem Eiweiß vermischt (z.B. Quark/Topfen mit Leinöl und Früchten oder würzig mit Kräutern, geraspelten Radieschen, fein geschnittenem Schnittlauch, Kresse oder klein geschnittenen Salzgurken) zu sich nehmen.

- Seelischen Stress, wenn möglich, vermeiden (Beruf, Familie, Kinder ...).

- Sich entspannen und bewegen (Meditation, spazieren gehen, Nordic Walking, Qi Gong, Yoga ...).

Trinken

Viel trinken ist wichtig. Normalerweise genügen 1,5 bis 2 Liter pro Tag, aber bei Durchfall oder sehr flüssigem Stuhl sollte man die Trinkmenge auf 2 bis 3 Liter erhöhen, um den Wasserhaushalt im Körper auszugleichen.

Bei flüssigem Stuhl werden vermehrt die Mineralien Kalium und auch Natrium ausgeschwemmt. Deshalb empfiehlt es sich, mineralhaltiges Wasser ohne Kohlensäure oder ungesüßten Tee zu trinken. Tees ohne Säure sind zu bevorzugen. Es gibt sehr gute und heilungsunterstützende Kräutertees, die wunderbar schmecken. Besonders gut für den Darm sind z.B. Zinnkraut (Schachtelhalm, Katzenschwanz), Scharfgarbe, Bärlapp und die Kalmuswurzel. Die wilde Gelbe Chrysantheme wirkt blutbildend.

Lapacho, Kamille, Pfefferminz, Eisenkraut, Fenchel, Kümmel, Anis, Alpenkräuter (siehe die Teeempfehlungen von Maria Treben) sind ebenfalls zu empfehlen.

Kohlensäurehaltige Getränke sollten vermieden werden, da sie nämlich zusätzlich Blähungen verursachen können. Auch verdünnte milde Direktsäfte und salzhaltige Suppen sind eine Alternative.

Nährstoffe

Die Energie liefernden Nährstoffe teilen sich in drei Gruppen: in Eiweiße, Fette und Kohlenhydrate.

Eiweiße (Proteine) bestehen aus Aminosäuren und sind in jeder Zelle unseres Körpers vorhanden. Einige davon sind essentiell und müssen mit der Nahrung aufgenommen werden, weil sie der Körper selbst nicht herstellen kann. Sie sind Strukturbestandteile sämtlicher Zellen und an der Erhaltung und Bildung der Körpermasse beteiligt. In einigen ihrer Funktionen dienen sie z.B. als Gerüstsubstanz für Bindegewebe (Kollagen), Haut, Knochen, Haare; der Bildung von Transport- und Speichermolekülen in Blut und Gewebe (Hämoglobin); den Muskelkontraktionen; als Antikörper zur Abwehr von Infektionen und bei der Blutgerinnung als Gerinnungsfaktoren. Alle Enzyme und Hormone (Insulin) werden von Proteinen aufgebaut, die im Hungerstoffwechsel als Energie genutzt werden. Somit sind Eiweiße für den Aufbau und den Erhalt der Körperzellen zuständig. Tierisches Eiweiß findet sich in Fisch, Geflügel, Fleisch, Milch und Milchprodukten und Eiern. Pflanzliches Eiweiß ist in Getreide (Gerste, Kamut, Roggen, Buchweizen, Weizen, Mais, Hirse) und Getreideprodukten, Amaranth, Quinoa, Kartoffeln und Hülsenfrüchten (Soja, Bohnen, Erbsen, Linsen) sowie in Pilzen und Nüssen enthalten. Bedarf bei gesunden Personen: ca. 1 Gramm pro Kilo Körpergewicht pro Tag.

Fette (Lipide) enthalten lebenswichtige Fettsäuren und sind Träger für die fettlöslichen Vitamine A, D, E und K. Diese Vitamine kann der Körper nur in Kombination mit Fett aufnehmen. Fett bildet einen Schutzmantel um viele Organe und hält die Körpertemperatur aufrecht. Wertvolles Pflanzenfett erfüllt wichtige Funktionen im Körper. Gehärtetes Pflanzenfett ist nicht sehr wertvoll, weil die Fettsäuren verändert wurden. Tierisches Fett ist für unseren Körper nicht lebensnotwenig – außer das Fischfett, das Omega-3-Fettsäuren enthält. Die drei wichtigsten und bekanntesten Omega-3-Fettsäuren sind die ALA (Alpha-Linolensäure), die EPA (Eicosapentaensäure) und die DHA (Docosahexaensäure). ALA ist in Pflanzen- und Samenölen wie Leinöl, Hanföl, Walnussöl, Rapsöl, Sojaöl, Sesamöl, aber auch in Spinat und Salat enthalten. Lein(samen)öl darf man nur kalt genießen, und es muss immer sofort nach Gebrauch verschlossen und in den Kühlschank gestellt werden. ALA wird vom menschlichen Organismus zum Teil in die Fischöl-Fettsäuren (DHA) umgewandelt. EPA und DHA sind primär in fettreichen Fischen wie Atlantischer Hering, Makrele, Lachs, Sardine, Sardellen, Thunfisch, Rotbarsch, Karpfen, Steinbutt, Aal, Krabben, Hummer enthalten, aber auch in Algen wie etwa Rotalgen. Omega-3-Fettsäuren kommen Krebskranken sehr zugute. Sie können nämlich das Krebswachstum hemmen, indem sie entzündliche Darmerkrankungen und andere entzündliche Krankheiten (Rheuma, Allergien) günstig beeinflussen. Sie stärken das Immunsystem und wirken der Gefäßverkalkung entgegen, da sie eine cholesterinsenkende Wirkung haben.

Der Bedarf an Omega-3-Fettsäuren wird von den Fachgesellschaften sehr unterschiedlich empfohlen, und zwar zwischen 200 mg und 3,8 g/Tag. Bei gesunden Personen kann man den Bedarf folgendermaßen berechnen:

Körpergröße in cm minus 100 = Gramm Fett pro Tag (maximal jedoch 30% unserer Gesamtkalorienzufuhr pro Tag, z.B. bei 2000 Kcal sind das ca. 65 g!

Kohlenhydrate sind unsere primären Energielieferanten. Sie können uns schnelle Energie (z.B. Traubenzucker) oder lang anhaltende Energie aus Stärke, wie in Vollkornprodukten, Kartoffeln, Hülsenfüchten, liefern, wobei Letztere zu bevorzugen sind, da sie meist auch reich an Vitaminen, Mineralstoffen und Nahrungsfasern sind. Die sogenannten „leeren" oder einfachen Kohlenhydrate bestehen aus dem Einfachzucker (Traubenzucker, Fruchtzucker) oder dem Zweifachzucker (jede Art von raffiniertem weißem Zucker, Milchzucker, Malzzucker). Sie gelangen schneller ins Blut, bringen nur kurzfristig Energie und enthalten sonst nichts mehr, was der Körper zur notwendigen Verdauung braucht. Auch Produkte aus ausgemahlenem Mehl (Weiß-, Toastbrot, Teigwaren, weißer Reis) liefern vorwiegend nur Energie und beinhalten keine Ballaststoffe. Man bekommt schneller wieder Hunger. Diese einfachen Kohlenhydrate tragen nicht zur richtigen Balance in der Ernährung bei und sollten nur in ganz geringem Maß konsumiert werden. Der Bedarf einer gesunden Personen: bei Normalgewicht ca. 4-5 Gramm pro Kilo Körpergewicht.

Ballaststoffe (Nahrungsfasern) sind unverdauliche Kohlenhydrate, die die Darmtätigkeit fördern. Sie bewirken auch, dass die Energie nicht zu schnell ins Blut geht. Sie können vorbeugend auf viele Krankheiten wirken; zum Beispiel auf Diabetes und erhöhten Cholesterinspiegel, da sie Cholesterin binden. Ballaststoffe sind nur in pflanzlichen Lebensmitteln wie Getreide, Hülsenfrüchten, Gemüse, Kartoffeln, Früchten, Nüssen und Vollkornprodukten enthalten. Für die Krebsprävention sind Nahrungsfasern sehr empfehlenswert. Ist die Ernährung reich an Nahrungsfasern, wird die Verdauung gefördert, da sie mehr zu tun hat. Giftige und krebserregende Stoffe werden mit dem Stuhl schneller ausgeschieden. Wichtig dabei ist, dass genügend getrunken wird (mindestens 2 Liter Flüssigkeit) weil die Nahrungsfasern im Verdauungssystem Wasser binden, dann aufquellen und zu Verstopfung führen. Der Bedarf bei einer gesunden Personen: mindestens 30 g pro Tag.

Mineralstoffe und Spurenelemente kommen in geringen Konzentrationen im Körper vor. Er kann sie jedoch nicht selber bilden, und so müssen diese mit der Nahrung aufgenommen werden. Mineralstoffe kommen im Körper in höherem Ausmaß vor als Spurenelemente (wie der Name schon sagt). Das Fehlen von Mineralstoffen oder Spurenelementen kann zu Mangelerscheinungen oder Erkrankungen führen.

Zu den **Mineralstoffen** zählen Kalzium, Magnesium, Kalium, Natrium, Chlor und Phosphor. Mineralstoffe sind bei der Regulation des Säure-Basen-Gleichgewichts und des pH-Wertes notwendig, sie sind am Aufbau von Knochen und Zähnen beteiligt und regulieren als Bestandteile verschiedener Enzyme den Blutdruck sowie die Nerven- und Muskelfunktion.

Kaliummangel tritt z.B. bei starken lang anhaltenden Durchfällen und Erbrechen (auch Nebenwirkungen von Chemotherapie), starkem Schwitzen und körperlicher Anstrengung, Missbrauch von Abführmitteln, zu viel Alkohol und einer Störung des Säure-Basen-Haushaltes auf. Kalium ist ein wichtiges Elektrolyt im Körper und sorgt dafür, dass die Zellen mit Nährstoffen und Sauerstoff versorgt werden und von Gift- und Abfallstoffen befreit werden.

Als Symptome können Müdigkeit, Muskelschwäche, Kopfschmerzen, Schwindel, Herz-Kreislaufstörungen, Stimmungsschwankungen, Übelkeit und Krämpfe vorkommen. Um Kaliummangel entgegenzuwirken, kann man besonders folgende kaliumreiche Lebensmittel zu sich nehmen: Vollkornbrot, grünes Gemüse wie Brokkoli, Spinat, Salat, Petersilie, Kohlrabi, Fenchel, Hülsenfrüchte, Kartoffeln, Süßkartoffeln, Bananen (100 g liefern etwa 400 mg Kalium), Pflaumen und Datteln. Generell sind Salzkartoffeln bei starkem Durchfall empfehlenswert.

Ebenfalls kann es bei starkem und lang anhaltendem Durchfall und Erbrechen zu einem **Natriummangel** kommen, der jedoch heute aufgrund der oft stark gesalzenen Speisen selten auftritt. Natrium ist ein wichtiges Elektrolyt und reguliert den Wasserhaushalt im Körper. Die Symptome können z.B. Übelkeit, Muskelkrämpfe oder niedriger Blutdruck sein. Natrium findet sich in vielen Lebensmitteln wie Oliven, Salzgurken, Brot, Gemüse, Cornflakes, Salzhering, Käse, Schinken, Salami, Ölsardinen, also vorwiegend in verarbeiteten Lebensmitteln.

Kalziummangel kann zu Osteoporose führen. Kalziumreiche Lebensmittel sind Bohnen, Brokkoli, Fenchel, Karotten, Leinsamen, Spinat, Salate, Sauerkraut, Kresse, Petersilie, Schnittlauch, Cashewnüsse, Haselnüsse und Mandeln, aber auch Milchprodukte (hier vor allem Hartkäsesorten).

Zu den essentiellen **Spurenelementen** zählen Fluor, Eisen, Zink, Kupfer, Jod, Mangan, Kobalt, Molybdän, Chrom, Nickel, Silizium, Vanadium, Zinn und Selen. Sie tragen maßgeblich zu hormonellen und enzymatischen Reaktionen bei und sind in vielen Eiweißen (Proteinen) vorhanden. Eisenmangel kann zu Blutarmut oder Leistungsschwäche führen und kann zum Beispiel bei Morbus Crohn, Colitis ulcerosa, Tumorerkrankungen, Magengeschwüren nach operativen Eingriffen, Chemotherapien usw. auftreten. Üblicherweise ist der Bedarf an Mineralstoffen und Spurenelementen bei einer gesunden und aktiven Person mit einer ausgewogenen Ernährung gedeckt. Einen erhöhten Bedarf haben kranke oder in Genesung befindende Personen und auch Sportler.

Vitamine sind lebensnotwendig, und der Körper kann sie nur in unzureichenden Mengen selbst herstellen. Deshalb müssen Vitamine mit der Nahrung aufgenommen werden. Jedes Vitamin ist für eigene individuelle Aufgaben zuständig, wie zum Beispiel für das Sehen, das Immunsystem, das Knochenwachstum usw. Die Vitamine sind in wasserlösliche und in fettlösliche Vitamine unterteilt. Der Körper speichert die wasserlöslichen Vitamine. Ein Überschuss wird über den Urin ausgeschieden. Die fettlöslichen Vitamine werden im Fettgewebe des Körpers gespeichert. Ein Überschuss an fettlöslichen Vitaminen könnte sich auf den Körper ungünstig auswirken. Ein Überschuss an fettlöslichem Vitamin D beispielsweise kann entstehen, wenn man zusätzlich zu der Sonneneinstrahlung auf die Haut noch Vitamin D-Präparate einnimmt. Dies könnte zu Nierenschäden führen.

Leider ist es so, dass wir mit Vitaminen eher unterversorgt sind, weil wir zu wenig Gemüse und Früchte essen oder Nahrungsmittel falsch zubereiten. Nicht zuletzt hängt der mangelnde Vitamingehalt auch von der falschen und zu langen Lagerung des Gemüses und der Früchte ab. Gemüse und Früchte sollte man nur kurz garen, so verlieren sie weniger Vitamine. Tiefgefrorene Gemüse und Früchte sind besser als ihr Ruf – durch das Schockgefrieren. Also, wer es verträgt, kann ohne schlechtes Gewissen zu Tiefkühlwaren greifen.

wasserlösliche Vitamine		fettlösliche Vitamine	
C Ascorbinsäure		A	Retinol (Beta-Carotin)
		D	Calciferol
B-Vitamine		E	Tocopherol
B1	Thiamin	K	Phyllochinon und
B2	Riboflavin		Menachinon
B3	Niacin		
B5	Pantothensäure		
B6	Pyridoxin		
B7	oder H Biotin		
B9	Folsäure		
B12	Cobalamin		

Wasser ist Transport- und Lösungsmittel. Alle Stoffwechselreaktionen in unserem Körper laufen in wässrigem Milieu ab. Das Körperwasser wird ständig neu gebildet und verbraucht. Unser Körper setzt pro Tag 2,5 Liter Wasser um. Diese Menge verliert er über Schweiß, Urin und Stuhl. Deshalb ist es wichtig, täglich genug zu trinken. Wasser enthält auch viele Mineralstoffe, die unser Körper braucht. Bedarf: Mindestens 1,5 bis 2 Liter pro Tag.

Alkohol liefert ebenso Energie, gilt aber als giftiger Nährstoff und ist nicht lebensnotwendig.

Alle Nährstoffe enthalten unterschiedlich hohe Energiewerte:

1 g Eiweiß	4,2 kcal
1 g Fett	9,3 kcal
1 g Kohlenhydrate	4,2 kcal
1 g Alkohol	7,0 kcal

Nahrungsergänzungsmittel

Jeder Körper braucht Vitamine, Ballaststoffe, Fette, Kohlenhydrate, Eiweiß, Spurenelemente, Mineralstoffe und viele andere Substanzen. Diese Stoffe nehmen wir durch Nahrungsmittel und Getränke auf. Einem gesunden Organismus werden durch eine ausgewogene Ernährung genügend lebenswichtige Stoffe zugeführt. Ist die Darmflora in Ordnung, können diese Stoffe vom Körper gut aufgenommen und resorbiert werden.

Ein kranker bzw. ein genesender Körper hat aber einen erhöhten Bedarf an Vitaminen, Mineralstoffen und allen anderen Nährstoffen. Zehnjährige Studien besagen mittlerweile, dass eine gezielte Einnahme von gewissen Nahrungsergänzungsmitteln unangenehme Nebenwirkungen der Chemotherapie und Bestrahlung reduzieren können und sich die Patienten besser fühlen. Außerdem kann die Wirkung der Chemotherapie und der Bestrahlung optimiert werden. Ich kann das aus eigener Erfahrung nur bestätigen. Zum Beispiel können Selen, Vitamin E und Coencym Q10 Nebenwirkungen reduzieren. Es gibt auch noch sehr viele andere Mittel, die zur Linderung und schnelleren Genesung beitragen. Deshalb ist hier die Einnahme von biologisch hergestellten Nahrungsergänzungsmitteln ohne Weiteres angebracht. Synthetisch hergestellte Nahrungsergänzungsmittel sind eher zu meiden, da sich diese, wenn sie über einen längeren Zeitraum eingenommen werden, schädlich auf den Körper auswirken können, wie neueste wissenschaftliche Studien ergeben haben.

Probiotika findet man heutzutage in jedem Kühlregal. Das sind lebende Mikroorganismen, mit denen Joghurt und Sauermilchprodukte zusätzlich angereichert wurden (z.B. LC1®, Aktivia®, Actimel® ...). Sie stammen meist aus Milchsäurebakterien (z.B. Laktobazillen, Bifidobakterien), die die körpereigenen positiven Bakterien im Darm dabei unterstützen, sich gegen schädliche Bakterien zu behaupten. Das heißt, beim Verzehr von Nahrungsmitteln, die zusätzlich mit Milchsäurebakterien angereichert sind, wird die erste Verdauungsstation, der Magen, passiert, und möglichst viele dieser positiven Bakterien sollen den Dickdarm erreichen, eine gesunde Darmflora schaffen und das Immunsystem stimulieren. Probiotische Bakterien siedeln sich nicht im Darm an. Sie müssen daher täglich neu zugeführt werden. Wer nicht so gerne Milchprodukte isst, für den gibt es Probiotika in Kapselform in der Apotheke (z. B. Bioflorin® von Sanofi-Aventis). Meine Durchfälle haben sich durch Einnahme dieser Kapseln schlagartig gebessert. Es empfiehlt sich, Ihren behandelnden Arzt diesbezüglich zu fragen.

Prebiotika sind bestimmte Faserstoffe und Stärkesorten (Oligosaccharide). Sie können von unseren Verdauungsenzymen im Dünndarm nicht resorbiert werden. Folglich kommen sie unverdaut in den Dickdarm. Dort regen sie das Wachstum von ganz bestimmten positiven Bakterien an. Diese fördern die Verdauung und die Darmflora wird gestärkt. Die wichtigsten Prebiotika sind Inulin und die Oligofructose. Inulin (ein Gemisch aus Polysacchariden aus Fruktosemolekülen) ist ein leicht süßlich schmeckender natürlicher Ballaststoff. Sie kommen in verschiedenen Pflanzen wie z.B. Chicoréewurzeln, Löwenzahnwurzeln, Artischocken, Knoblauch, Zwiebel, Spargel, Topinambur (Erdbirnen) und in geringen Mengen in Getreide vor. Bei einem empfindlichen Darm können prebiotische Nahrungsmittel anfangs zu Blähungen (Flatulenz) führen. Gewöhnt man den Darm langsam an diese Nahrungsmittel, verschwinden diese Beschwerden meistens wieder.

Es gibt noch viele andere Ballaststoffe (siehe unter Kapitel Ballaststoffe/ Faserstoffe), die von unserem Körper nicht verdaut werden. Sie werden aber nicht als prebiotisch bezeichnet, weil sie keine besondere Wirkung auf die gesundheitsfördernden Bakterienstämme des Dickdarms haben.

Gegenüber einem Mittel wie **Colostrum**, von dem es heißt, dass es ein sehr breites Wirkungsspektrum hat, kommen natürlich, sicher nicht nur bei mir, zuerst einmal Zweifel hoch. Also begann ich sämtliche

Forschungsergebnisse über Colostrum zu lesen und mein Interesse stieg immer mehr. Colostrum (Vormilch, Erstmilch, Biestmilch) ist das Vormilchsekret, das in den Brustdrüsen der Mutter nach der Geburt für einen Zeitraum bis zu 72 Stunden dem Säugling zur Verfügung gestellt wird. Bei uns Menschen ist das genauso wie bei anderen Säugetieren wie z.B. der Kuh, nur sind die Inhaltsstoffe nicht so hoch konzentriert, weil beim Ungeborenen schon im Mutterleib die erste Immunisierung erfolgt.

Das Colostrum enthält alle Aminosäuren (Eiweiße), Immunglobuline, natürliche Wachstumsfaktoren, Vitamine, Mineralien, Spurenelemente und Immunregulatoren. Es unterscheidet sich von allen im Labor hergestellten Multivitamin- und Mineralprodukten, weil alle Inhaltsstoffe in natürlicher Substanz vorkommen. Colostrum kann bis heute nicht künstlich hergestellt werden. Bei einer Chemo- oder Strahlentherapie oder Behandlung mit zytostatischen Medikamenten sterben Vorläuferzellen der Blutkörperchen ab. Fehlen weiße Blutkörperchen durch den Mangel an Blutzellen, schwächt dies besonders das Immunsystem. Dieser Mangel behindert eventuell auch die Blutgerinnung (wenn zu wenig Blutplättchen da sind). Ebenso kann die Sauerstoffversorgung des Körpers bei einem Mangel an roten Blutkörperchen behindert werden. Den Nachschub an Blutzellen steuern normalerweise körpereigene Botenstoffe, sogenannte Wachstumsfaktoren.

Als begleitende Maßnahme bei Chemo- und Strahlentherapie hat deshalb die Einnahme von Colostrum eine positive Wirkung, denn es beschleunigt die Neubildung von Blutzellen und mildert dadurch einen Teil der Nebenwirkungen dieser starken Therapien. Man fühlt sich psychisch und physisch besser und ist allgemein belastbarer.

Mir hat das Colostrum sehr gut geholfen, meinen Durchfall nach der Operation und während der Chemotherapie in den Griff zu bekommen.

Inhaltsstoffe von Colostrum und deren Wirkungsweise

Wachstumsfaktoren	steigern die körpereigene Immunabwehr, haben einen positiven Einfluss auf den Zellstoffwechsel, wirken stabilisierend auf Muskel-, Knochen- und Knorpelgewebe bzw. regenerieren dieses
Immunglobuline = Antikörper	zur Vorbeugung und Abwehr von viralen oder bakteriellenmykotischen (Pilz-) Infekten, wirken entzündungshemmend, tragen zur Krebsabwehr bei. Immunglobuline werden in der Schulmedizin zur Behandlung von Immunschwächekrankheiten eingesetzt.
Glykoproteine	hemmen die Aufspaltung der Immun- und Wachstumsfaktoren durch die Magenenzyme
Vitamin B-Komplex	fördert die Blutbildung und schnellere Genesung nach Krankheiten, wirkt gegen Erschöpfung und Stress und beeinflusst positiv die Nervenfasern
Aminosäuren	sind lebenswichtige Eiweißbausteine, die für den Wiederaufbau gesunder Zellen im Körper wichtig sind, beeinflussen Konzentrationsstörung und negative Stimmung
Prolinreiche Polypeptide	regulieren das Immunsystem bezüglich Autoimmunkrankheiten, wo körpereigenes Gewebe angegriffen wird, als wäre es ein fremdes (z.B. MS, rheumatische Arthritis, Allergien)
Lactoferrin (+Transferrin)	transportiert das Eisen zu den roten Blutkörperchen und sorgt für die Verwertbarkeit, unterstützt den Aufbau der natürlichen Darmflora (nach Chemotherapie, Antibiotika), es ist auch ein Antioxidans, das die schädliche Wirkung von freien Radikalen (Krebsrisikofaktoren) abwehrt

Besprechen Sie Ihr Anliegen bezüglich Nahrungsergänzungsmittel mit Ihrem Arzt. Sollte er Ihnen sagen, dass das nichts bringt, geben Sie trotzdem nicht auf, einen Therapeuten zu finden, der Sie hierbei unterstützt.

Wissenswertes zu ausgewählten Lebensmitteln

Dinkel ist die Urform des heutigen Weizens. Trotz höheren Klebergehalts des Dinkelmehls ist seine Backfähigkeit schlechter als bei herkömmlichem Weizen. Dinkel ist uns vor allem als Brot und in Teigwaren bekannt. Dinkelmehl ist leicht verdaulich und deshalb für Schonkost und Allergiker sehr gut geeignet. Dinkel besteht aus einer genialen Mischung aus Vitaminen, Mineralien, Kohlenhydraten, Aminosäuren (die im Körper die Produktion glücklich stimmender Hormone anregen), Fetten (ungesättigten Fettsäuren) sowie einem für Getreide hohen Eiweißanteil und reichlich Ballaststoffen. Er enthält auf 100 g 8,8 g Ballaststoffe sowie Vitamine (A, E, B1, B2, B6 und Niacin) und Spurenelemente (z. B. 4,2 mg Eisen). Dinkel hat eine immunstimulierende und entzündungshemmende Wirkung und nimmt weniger Schwermetalle auf als herkömmlicher Weizen. Dinkelreis als Beilage ist immer eine gute Alternative zu Reis.

Kamut ist besonders nährstoffreich. Er ist ebenso wie der Dinkel eine Urform des Weizens. Dieses Getreide enthält 20 bis 40 Prozent mehr Eiweiß und mehr Aminosäuren, Vitamine und Mineralstoffe als herkömmlicher Weizen.
Man kann ihn überall dort verwenden, wo man den herkömmlichen Weizen verwendet. Wegen der guten Klebereigenschaften eignet er sich sehr gut für Backwaren.

Dinkel und Kamut stammen bisher grundsätzlich aus kontrolliert biologischem Anbau. Diese Getreide sprechen schlecht auf Kunstdünger an und sind deshalb für die konventionelle Landwirtschaft nicht interessant.

Amaranth (Inkakorn) ist ein Fuchsschwanzgewächs. Er hat einen nussigen Geschmack und seine Körner sind ca. so groß wie Mohnsamen und sandfarben. Er ist gluten- und cholesterinfrei, besteht zu 70 % aus Omega-3-Fettsäuren, hat einen hohen Eiweißanteil und einen qualitativ höheren Eiweißgehalt als andere Getreidearten. Auch der Kalzium- und Kaliumgehalt ist sehr hoch. Amaranth hat dreimal so viel Eisen wie das Weizenkorn. 100 g Amaranth decken bereits den Tagesbedarf eines Erwachsenen an Magnesium. Ebenso ist der Faserstoffanteil höher als in anderen Getreiden. Amaranth ist gepoppt oder roh erhältlich. Gekocht wird das Korn wie Reis. Auf eine Tasse Amaranth kommen 2 Tassen Wasser, und die Kochzeit beträgt ca. 15 – 20 Minuten. Amaranth kann auch als Popcorn verwendet werden. Dazu eine Pfanne ohne Fett mit geschlossenen Deckel gut erhitzen, vom Ofen nehmen, die Körner in die Pfanne geben. Deckel wieder auf die Pfanne geben und die Pfanne leicht schütteln, damit die Körner nicht anbrennen. Das Amaranthmehl ist kleberarm und daher weniger zum Backen geeignet, außer man mischt es mit Dinkel- oder Weizenmehl (1 Teil Amaranth, 2 Teile Dinkelmehl). Dann gelingt auch ein Kuchen. Man sollte Amaranth gemahlen nicht zu lange aufbewahren, weil er durch die empfindlichen hochwertigen Fettsäuren unter Sauerstoffeinfluss schnell verdirbt.

Hirse ist wahrscheinlich das älteste kultivierte Getreide, und sie ist basenbildend. Hirse wurde in Europa bevorzugt zum Frühstück und abends als Brei verzehrt. Bei uns ist eher die Rispenhirse mit ihrer goldgelben Farbe bekannt, die auch als Goldhirse bezeichnet wird. Man erhält Hirse als Korn oder Flocken. Hirse hat einen sehr hohen Anteil an Lecithin, Eisen, Kalium, Kalzium, Natrium, Magnesium, Phosphor und Kieselsäure, ist fettreich und außerdem reich an B-Vitaminen, Vitamin E und Provitamin A. Hirse gehört zu den glutenfreien Getreidesorten. Der hohe Anteil an Mineralstoffen und Spurenelementen unterstützt und fördert die Gesundheit. Er sorgt für ein gesundes Hautbild, gesunde Haare und Fingernägel. Weil gekochte Hirse ein leicht verdauliches Getreide ist, wird sie bei Krebserkrankungen sehr empfohlen. Als Brei gekocht ist sie ein gutes Mittel gegen Durchfälle. Man kann Hirse sowohl als Suppe wie auch als „Reis" verarbeiten.

Auch **Buchweizen** ist eine sehr gute Alternative zum herkömmlichen Getreide. Er ist leicht verdaulich und enthält hochwertiges Eiweiß mit lebenswichtigen Aminosäuren. Buchweizen ist gluten- und cholesterinfrei und reich an Vitaminen und Mineralien; besonders Eisen, Kalium, B-Vitamine und der hohe Kieselsäuregehalt sind erwähnenswert. Buchweizenkörner sollten vor dem Kochen heiß gewaschen werden, damit sich der rote Farbstoff reduziert. Man kocht Buchweizen ebenso wie Reis. Die Kochzeit beträgt ca. 25 Minuten. Buchweizen schleimt sehr, daher nach dem Kochen nochmals durchspülen.

Natürlich sind auch andere Getreidesorten gut und gesund. Man sollte nur darauf achten, dass sie noch vollwertig sind und nicht schon ganz ausgemahlen.

Quinoa zählt eigentlich zu den Gänsefußgewächsen. Die Samenkörner von Quinoa sind weiß-gelblich, etwas größer als Mohnsamen und durch einen geringen Anteil von Klebereiweiß glutenhaltig. Quinoa ist sehr nährstoffreich und hat wie Amaranth einen höheren Eiweißanteil und höhere Eiweißqualität als andere Getreidearten. Der Kalium- und Magnesiumgehalt ist sehr hoch. Es ist auch reich an Eisen, Kalzium und Zink. Quinoa liefert uns hochwertige Fettsäuren und auch B-Vitamine. Quinoa ist gepufft erhältlich, z.B. für Müsli, oder man kocht das Korn wie Reis: eine Tasse Quinoa in 2 – 3 Tassen Wasser aufkochen und ca. 15 Minuten ziehen lassen.

Die Nährwerttabelle
von Amaranth, Quinoa, Buchweizen in Grammmangaben

100g	kcal	Ei-weiß (g)	Fett (g)	Kohlen-hydrate (g)	Ballast-stoffe (g)	Magne-sium (mg)	Kalium (mg)	Eisen (mg)	Kal-zium (mg)
Amaranth	370	15,8	8,8	56,8	k.A.	308	484	9,0	214
Buch-weizen	341	10,0	1,7	71,3	3,7	142	392	3,5	21
Quinoa	378	11,9	4,3	73,0	3,2	276	804	8,0	80
Weizen (Korn)	308	11,4	2,0	61,0	13,3	97	381	3,3	33
Roggen (Korn)	296	9,5	1,7	60,7	13,2	91	510	2,8	37
Mais (Korn)	331	9,2	3,8	65,0	9,7	91	294	1,5	8
Reis (Korn)	347	7,8	2,2	74,1	2,2	119	238	3,2	16

Quelle: Die große GU Nährwert Kalorien Tabelle 2002/2003, Ibrahim Elmadfa, Waltraute Aigner, Erich Muskat, Doris Fritsche

Milch wird nach der Operation meistens nicht so gut vertragen. Das kann ich aus meiner Erfahrung bestätigen. Man kann davon Bauchkrämpfe und Durchfall bekommen.

Hingegen werden **Sauermilchprodukte** und Joghurt sehr gut vertragen. Sauermilchprodukte (Joghurt, Sauermilch, Buttermilch, Sauerrahmbutter) sind mit Milchsäurebakterien (Starterkulturen) hergestellt, die einen günstigen Einfluss auf das Gleichgewicht der Darmflora haben. Sie helfen bei der Bildung positiver Darmbakterien. Durch die teilweise Umwandlung und Aufspaltung der Laktose (Milchzucker) zu Milchsäure und durch die Bildung von produktspezifischen Aromastoffen entsteht der charakteristische Geschmack dieser Produkte.

Sojamilch und -produkte eignen sich sehr gut in dieser Zeit. Soja ist sehr reich an Nährstoffen (Eiweiß, Kohlenhydrate, Magnesium, Kalzium, Kalium, Carotinoide, mehrere B-Vitamine, Pantothensäure, fünf verschiedene Saponine, Flavone, Phenolsäuren, Phytosterine, Phytinsäure, Proteasen-Inhibitoren und Pektin). Das bedeutet unter anderem, diese Stoffe sollen die Krebsbildung hemmen, hohe Blutfettwerte reduzieren und einen Herz- und Gefäßschutz bilden. Weil der Mineralstoffwert von Soja sehr hoch ist, soll sie auch ein gestörtes Säure-Basen-Gleichgewicht wieder in Balance bringen können. Kombiniert man Soja mit Eiern, Käse oder anderen tierischen Eiweißprodukten, aber auch mit Getreideeiweiß wie Reis, Weizen, Mais (auch in Form von Teigwaren), ergänzt man das Sojaprotein wunderbar. So kann man die mangelnden essentiellen Aminosäuren (Eiweißbausteine) von Sojaprodukten ausgleichen. Vorsicht, die Sojabohne selbst ist schwer verdaulich (nicht die Sojasprossen), und man muss sie deshalb lange kochen. Die rohe Bohne ist ungenießbar und sie enthält schädliche Stoffe. Achten Sie beim Kauf von Sojaprodukten auf Bioqualität, denn für die konventionelle Herstellung wird immer mehr Regenwald gerodet, und die Monokultur gedeiht nicht ohne Chemie.

Schimmelige Lebensmittel

Schimmelige Stellen sollen bei Früchten und Gemüse großzügig weggeschnitten werden. Schimmeliges Brot, Konfitüre oder andere geleeartige Lebensmittel wie zum Beispiel Sirup sollten in den Müll geworfen werden. Dieser Schimmelbefall zieht seine Fäden durch das ganze Produkt.

Acrylamid

Acrylamid entsteht durch Zucker in Kombination mit Aminosäure (Asparagin) und Hitze. Zucker und Aminosäure sind beide in Lebensmitteln wie z.b. der Kartoffel enthalten. Werden diese in Fett erhitzt, kommt es zu einer chemischen Reaktion, und es entsteht Acrylamid. Die Acrylamidbildung beginnt bereits bei 120° und erhöht sich sehr stark ab 170°. Besonders stärkehaltige, kohlenhydratreiche Produkte sind davon betroffen. Acrylamid entsteht somit durch Braten, Backen, Frittieren, Grillen und Rösten, nicht aber beim Kochen. Da eine krebserregende Wirkung von Acrylamid nicht ausgeschlossen werden kann, empfehle ich angebrannte Speisen, dunkle Backwaren oder stark geräucherte Nahrungsmittel zu meiden. Höhere Werte von Acrylamid wurden auch in Frühstückscerealien, Pommes, Kartoffelchips, Knäckebrot, Keksen, Lebkuchen und Kaffee nachgewiesen.

Glycidamid

Glycidamid entsteht aus Acrylamid durch Reaktion mit ungesättigten Fettsäuren und Sauerstoff. Die technische Universität in München teilte mit, dass die Uni Karlsruhe Untersuchungen zur Genotoxizität von Acrylamid und Glycidamid an Säugerzellen durchgeführt hat, sodass Glycidamid weitaus gefährlicher eingestuft wird als Acrylamid. Es kommt in erhitzten Lebensmitteln vor und wird als stark krebserregender Stoff eingestuft. Schon geringe Mengen können zu Mutationen in Zellen führen.

Glutamat (abgekürzt MSG „monosodium glutamate")

Glutamat ist ein Lebensmittelzusatzstoff. Es besteht aus Glutaminsäure und Natrium. Natrium ist ein Bestandteil von Kochsalz. Wir brauchen die Glutaminsäure für viele wichtige Funktionen im Körper, z.b. für die Synthese körpereigener Eiweiße und für die Umwandlung in Glutamin. Aus der täglichen vollwertigen Nahrung bekommen wir genügend Glutaminsäure und brauchen keine Nahrungsmittel, die zusätzlich mit künstlichem Glutamat angereichert sind. Natürliche Glutamate (die Glutaminsäure) gehören zu den Hauptbestandteilen aller Eiweiße und sind in vielen Lebensmitteln enthalten, z.b. in Fleisch, Parmesan (1200 mg/100 g), Geflügel (44 mg/100 g), Tomaten (22 mg/100 g) und auch in Muttermilch (22 mg/100 g), Weizen, Mais und Soja. Die künstlichen Glutamate können gentechnisch hergestellt werden. Die kleinen Moleküle des Glutamats können die schützende Blut-Hirn-Schranke überwinden, beeinflussen die Funktionen des Gehirns und erzeugen ein künstliches Hungergefühl im Gehirn. Aus diesem Grund wird Glutamat aus neurologischer Sicht sogar als Rauschgift bezeichnet. Es kann zu Schweißausbrüchen, erhöhtem Blutdruck, Herzklopfen, Magenschmerzen, Kopfschmerzen bis zu Migräne und Konzentrationsstörung kommen. Weiters kann Glutamat bei darmoperierten Personen zu vermehrtem Durchfall führen. Bei empfindlichen Personen kann es zu allergischen Reaktionen kommen.

Freie Radikale und Antioxidantien

Freie Radikale sind aggressive und schädliche Nebenprodukte des Stoffwechsels. In den Zellen können sie bestimmte Vorgänge stören und dadurch die Zellen bzw. deren Membranen schädigen. Begünstigt wird dies z.b. durch Rauchen, Alkohol, Stress, radioaktive Strahlung, intensive Sonnenbestrahlung, Umweltgifte und manche Medikamente. Fortlaufende Schädigungen können zu Arthritis, Autoimmunkrankheiten, Asthma, Krebs, Leukämie, Grauem Star, Herz-Kreislauferkrankungen, Parkinson sowie vorzeitiger Alterung der Zellen führen. Der Körper verfügt jedoch über gewisse Neutralisationskapazitäten.

Die **Antioxidantien** (Radikalfänger) fangen sozusagen die freien Radikale ab und machen sie unschädlich. Zum Beispiel können Vitamine die Zellen schützen, indem sie die freien Radikale blockieren. Antioxidative Vitamine wirken entzündungshemmend und bremsen die Alterung der Zellen. Zu den wichtigsten Antioxidantien gehören z.B. Vitamin C, E und Betakarotin. Ebenso wirken auch Mineralien antioxidativ. Zum Beispiel haben Forschungen ergeben, dass Zink, Selen, Magnesium und Kupfer prophylaktisch gegen Krebs eingesetzt werden können.

Ernährungstabelle nach der Operation

Die auf den nächsten Seiten aufgeführte Tabelle soll als kleine Richtlinie dienen, wie man die erste, schwierigste Phase nach der Operation überbrücken kann. Diese Tabelle entstand erst nach Entfernung meines künstlichen Darmausgangs – nach meiner eigenen Streichlisten-Erfahrung mit von mir gut, weniger gut und gar nicht gut vertragenen Lebensmitteln. Auch viele gute Tipps meines Heilpraktikers sind darin eingeflossen.

Jeder einzelne reagiert anders auf Lebensmittel. Deshalb ist es wichtig, dass man selber ausprobiert, welche Produkte einem gut tun und welche nicht. Was man heute nicht verträgt, sollte man trotzdem nicht ganz von der Liste streichen, sondern zu einem späteren Zeitpunkt (z.B. in drei Monaten) wieder versuchen. Zum Beispiel vertragen manche Darmoperierte keine Tiefkühlprodukte, andere wiederum vertragen glutenfreie Getreideprodukte in der ersten Zeit nach der Operation besser als glutenhaltige. Es ist empfehlenswert, dass man nach einer Operation langsam damit anfängt, sich wieder ausgewogen zu ernähren – dies sollte das Ziel sein.

Der Großteil des reichhaltigen Lebensmittelangebotes wird vom Körper wieder sehr gut vertragen. Geduld ist hier aber das oberste Gebot. Es kann durchaus sein, dass es ein bis zwei Jahre dauert, bis man wieder alles verträgt, was man isst.

Lebensmitteltabelle nach Darmoperation

Nahrungsmittel	empfehlenswert	nur in geringen Mengen	nicht empfehlenswert
Brot	ungesüßter Zwieback, Brot ohne Hefe, Dinkelbrot, 2 Tage altes feines Vollkorn- oder Mischbrot (ev. leicht getoastet), Vollkorntoastbrot, ev. anfangs glutenfreies Brot, später Sauerteigbrot	Weißbrot	frisches Brot grobes Vollkornbrot (gegarte Vollkornprodukte sind leichter verdaulich)
Getreide	Basmatireis (hat fast so viele Nährstoffe wie Vollreis), Naturreis (Reis ohne Salz kochen, damit die Nährstoffe erhalten bleiben), Gerste, Hafer, Hirse, Buchweizen, Amaranth, Quinoa	Dinkelkörner, Dinkelreis, Kartoffeln mit der Schale gekocht, auch Kartoffelstock von solchen herstellen	
Gemüse	Karotten, Sellerie, Zucchini, Fenchel, Mangold, Chicoree, Spinat, Tomaten geschält, rote Beete, Kartoffel gekocht (Salz-, Kümmelkartoffel), Kopfsalat Später etwas Sauerkrautsaft, Sauerkraut, Salzgurken (milchsauer vergorene Lebensmittel dienen zur Bildung positiver Darmbakterien)	Spargelspitzen, Radieschen, Rettich, Brokkoli, Artischocken, Gurke geschält, Zuckerhut, Mais, Topinambur, Süßkartoffel, Blattsalate, Ingwer, Knoblauch	sämtliches Kohlgemüse (sämtliche Krautarten), grobfaseriges Gemüse, Weiß-, Rotkabis (Rotkohl), Kohl, Kohlsprossen, Blumenkohl, Chinakohl, Peperoni (Paprika), Spargelstangen, Lauch, alle Zwiebelarten, Pilze. Wenn sich der Darm nach einigen Monaten von der OP erholt hat, kann man wieder anfangen, ein wenig von diesen Gemüsesorten zu probieren.
Hülsenfrüchte	sind leichter verträglich, wenn Sie das erste Kochwasser ca. nach 1 Minute abschütten, danach in wenig frischem Wasser fertig garen. Hülsenfrüchte sollten immer weich gekocht sein	Prinzessbohnen, Erbsen, rote Linsen	am Anfang Hülsenfrüchte meiden, später erst in kleinen Mengen einführen

Früchte	Papaya, Melonen, Erdbeeren, Heidelbeeren	stark säurehaltige Früchte anfangs meiden, wie Orangen, Kiwi, Nektarinen, Mandarinen, Johannisbeeren, rote Weintrauben (Vorsicht beim künstlichen Darmausgang wegen Verstopfung durch die kleinen Kerne) wegen der Grobfasrigkeit: Mango, Ananas, Rhabarber	Zitronen
Fleisch	max. 2x in der Woche schonend, gegartes, weißes und mageres Fleisch bevorzugen: Pouletbrust, Pute, Kalbfleisch, Kaninchen; gekochter salzarmer Schinken, Putenwurst	sehr wenig Schweins-, Rindsfilet, Entenbrust, Bio-Leber (Kalb oder Poulet/Huhn) bei Blutarmut mageres Rinderhackfleisch (Faschiertes)	fette Wurst (z.B. Mortadella, Mett-, Brat-, Blut-, Leberwurst), alles Geräucherte (z. B. Speck) rohes Fleisch (Tartar), fettes Fleisch, Schweinefleisch, Hamburger, Innereien (z.B. Niere, Zunge, Herz), Gans, Ente, Poulet mit Haut, Fleischkonserven, paniertes Fleisch
Fisch	2x in der Woche frischen Fisch, schonend gegart. z.B. Makrele, Lachs (Atlantik), Hering, Thunfisch, Steinbutt, Scholle, Flunder, Forelle, weißer Thunfisch in Wasser eingelegt, Sardellen, Sardinen		
Fette	kaltgepresste, hochwertige Öle wie Leinöl, Hanföl, Baumnussöl, Rapsöl, Traubenkernöl, Sonnenblumenöl, Olivenöl*, Kürbiskernöl*, Sauerrahmbutter, wenig Butter; auf Erhitzbarkeit des Bratöls achten	biologisches Kokosfett und Fette, die arm an gesättigten Fettsäuren sind und wenig Omega-6-Fettsäuren haben	chemisch gehärtete Fette, Schmalz, Margarine, Kokosfett**; und Fette die gesättigte Fettsäuren haben

* Das Olivenöl erwähne ich deswegen am Schluss, weil es weniger wertvolle Fettsäuren enthält als andere Öle.

** Das biologische native Kokosöl in Verbindung mit Leinöl nach dem Rezept von Dr. Budwig ist erlaubt. Denn das Kokosfett hat die positive Eigenschaft, dass es für einen kranken Darm leicht verdaulich ist.

Im Folgenden habe ich eine Tabelle zusammengestellt, die die Wirkungsweise verschiedener Nahrungsmittel und ihre Bedeutung für Stomaträger beschreibt.

Lebensmitteltabelle für Stomaträger und verschiedenen Reaktionen auf Nahrungsmittel

Abführende Nahrungsmittel	Stopfende Nahrungsmittel
Vollkornbrot, Weizenkleie, Leinsamen, Vollreis, Sauerkraut, Spinat, Grüner Salat, Dörrpflaumen, getrocknete Feigen, Trauben, Süßmost, Fruchtsäfte (außer Heidelbeeren), rohe Milch, Kaffee, kaltes Wasser, scharfe Gewürze	weiße Teigwaren, weißer Reis, Kartoffeln, Mais, Sellerie, Karotten, Bananen, geriebene Äpfel, Rosinen, Heidelbeeren, Schokolade, gekochte Milch, Kakao, Schwarztee ungezuckert, Rotwein
Faserreiche, grobfaserige Nahrungsmittel – sind schwerer verdaulich, eher erst später zu sich nehmen Vollkornbrot, Vollkornteigwaren, Vollkorngebäck, Weizenkleie, Haferkleie, Vollreis, Gemüse wie Spargel, Lauch, Kabis (Kraut), Hülsenfrüchte, Kartoffel, Pilze, grobfaserige Salate, frische Früchte wie Rhabarber, Ananas, Zitrusfrüchte, getrocknete Früchte wie Feigen, ganze Nüsse	**Faserarme Nahrungsmittel - leichter verdaulich und auch für den Anfang gut geeignet** Weißbrot, weißes Gebäck, Zwieback, weiße Teigwaren, weißer Reis, Fruchtsäfte, Früchtemus (Apfelmus)
Geruchsförderne und blähende Nahrungsmittel Kohlgemüse, Hülsenfrüchte, Spargel, Pilze, Kartoffel, Zwiebel, Knoblauch, Hartkäse, tierische Fette, kohlensäurehaltige Getränke, Kaffee	**Geruchs- und Blähungen reduzierende Nahrungsmittel** Grüner Salat, Spinat, Petersilie, Kerbel, Joghurt natur, Heidelbeeren
Alkohol, scharfe Gewürze, Lauch	

Legende:
hell = empfehlenswert für den Anfang
mittel = nur in geringen Mengen, je nach Problematik
dunkel = nicht empfehlenswert

Aus meiner persönlichen Erfahrung habe ich einige Rezepte zusammengestellt, die nach einer Darmoperation besonders zu empfehlen sind. Diese finden Sie im nächsten Teil des Buches.

Alle Rezepte sind auch in Farbe mit Fotos auf der Website **www.erikasbuch.at** zu finden.

Rezeptvorschläge nach der Operation

Suppen
- Avocadosuppe mit Fladenstreifen
- Dinkel-Kohlrabisuppe
- Gemüsesuppe mit Grießnockerl
- Haferflockensuppe
- Karottensuppe mit Kokosmilch
- Kürbissuppe mit Kokosmilch und Riesengarnelen
- Reis-Sellerie-Fenchel-Suppe
- Roggen-Fenchelsuppe
- Tomaten-Gazpacho
- Tomatensuppe mit Reis

Vegetarisches
- Buchweizen mit Gemüse
- Erdäpfelstock
- Folienerdäpfel mit Kräuterquark
- Gefüllte Fleischtomaten
- Hirsotto
- Spaghetti mit Quark-Pesto à la Genovese
- Spinat mit Schafskäse und Pinienkernen
- Spinat mit Spiegelei

mit Fleisch
- Hühnerbrust mit grünen Nudeln
- Hühnereintopf mit Gemüse
- Saltimbocca alla Romana

Fisch und Meeresfrüchte
- Crevetten in Zitronensauce
- Dorade mit Kräutercouscous
- Makrelenfilet in Peperonisauce
- Wolfsbarsch mit Gemüsestreifen
- Zander in Basilikum-Zitronensauce

Salate
- Couscous-Salat mit Gemüse
- Gurkensalat Art Tsatsiki
- Karottensalat mit Apfel
- Lollo Rosso mit Avocado
- Rote Rüben-Salat

Salatsaucen
- Cocktail-Salatsauce
- Kräutersalatsauce
- Quarksalatsauce

Power Drinks
- Bananen-Orangen-Drink
- Beerentraum
- Buttermilch mit Erdbeeren
- Kräuterdrink
- Mango-Lassi
- Multi-Vitamindrink
- Pina Colada Power
- Rote Rüben-Drink

Zwischendurch
- Avocado-Creme
- Basilikum-Schnittlauch-Quark
- Hüttenkäse-Variationen
- Kräuterquark

Avocadosuppe mit Fladenstreifen

Zutaten für 2 Portionen   **Zubereitungszeit ca. 25 Minuten**

Suppe:
500ml Hühnerbouillon
1 Stk.   reife Avocado
½ Stk.   Zitrone
100ml Vollrahm oder Rama Cremefine
etwas Petersilie und Schnittlauch (fein geschnitten)
Meersalz

Fladen:
6 EL   Dinkelmehl
Meersalz
etwas Wasser
Bratbutter zum Ausbacken

Zubereitung

Fladen: Mit Mehl, Salz und wenig Wasser einen Teig kneten und in 3mm dicke Fladen ausrollen. Die Fladen in einer Teflonpfanne mit wenig Bratbutter auf beiden Seiten backen. Die Fladen auskühlen lassen und in dünne Streifen schneiden.

Suppe: Hühnersuppe aufkochen. Avocado schälen, in Stücke schneiden, mit dem Saft einer halben Zitrone beträufeln, pürieren und in die nicht mehr kochende Suppe einrühren. Dann nochmal pürieren. Rahm steif schlagen und vor dem Servieren in die Suppe rühren. Suppe nicht mehr kochen lassen. Die Fladenbrotstreifen und Kräuter in die Suppe geben und eventuell noch abschmecken.

Tipp

So schnell wie möglich servieren, da die Suppe sonst braun wird und an Geschmack verliert.

Dinkel-Kohlrabi-Suppe

Zutaten für 2 Portionen   **Zubereitungszeit ca. 15 Minuten**

5 EL   Dinkelflocken
1 TL   Kümmel gemahlen
500ml Gemüsebouillon
1 Stk. Kohlrabi
1 EL   Butter
1 EL   frische Petersilie (fein gehackt)
1 EL   frischer Schnittlauch (fein geschnitten)
Kräutermeersalz

Zubereitung

Den Kohlrabi waschen, putzen, klein schneiden und in Butter kurz andünsten. Anschließend Kümmel und Dinkelflocken dazugeben, mit Bouillon aufgießen und Kohlrabi weich kochen. Danach die Suppe mit einem Stabmixer pürieren.

Mit Kräutermeersalz abschmecken und die fein gehackten Kräuter in die Suppe geben.

Tipp

Wenn Ihnen der Kohlrabi zu blähend ist, sind Karotten oder Sellerie eine gute Alternative.

Gemüsesuppe mit Grießnockerl

Zutaten für 2 Portionen   **Zubereitungszeit ca. 35 Minuten**

750ml Gemüsebouillon
1 Stk. Karotte
1 Stk. Sellerie-Scheibe
2 EL   frische Petersilie (fein gehackt)
2 EL   Schnittlauch (fein geschnitten)
Kräutermeersalz

Nockerl (Klöße):
200ml Wasser oder Milch
30g   Butter
30g   Maisgrieß (Polenta)
30g   Weizengrieß
1 Stk. Ei
1 EL   Parmesan gerieben
Meersalz
Muskatnuss

Zubereitung
Gemüse waschen, in Würfel schneiden und in der Bouillon weich kochen. Wasser oder Milch mit Butter und etwas Salz zum Kochen bringen. Maisgrieß und Weizengrieß einrieseln und 10 Minuten quellen lassen. Gelegentlich umrühren und etwas abkühlen lassen. Das Ei, etwas Muskatnuss und den Parmesan dazugeben und glatt rühren. Die Masse soll wie ein dicker glatter Grießbrei aussehen.

Danach mit einem Esslöffel gleichgroße Nockerl (längliche Klöße) abstechen und ins kochende Salzwasser legen und zugedeckt 10 Minuten ziehen lassen. Schwimmen die Nockerl auf der Oberfläche, sind sie fertig. Die Nockerl in die Suppe legen und mit Kräutern bestreuen.

Haferflockensuppe

Zutaten für 2 Portionen **Zubereitungszeit ca. 15 Minuten**

5 EL	Haferflocken
1 TL	Butter
50ml	Gemüsebouillon
1 Stk.	kl. Karotte
1 Stk.	Sellerie-Scheibe
1 EL	frische Petersilie (fein gehackt)
1 EL	Leinöl
Kräutermeersalz	

Zubereitung

Die Haferflocken leicht in Butter anrösten. Das Gemüse waschen, putzen und klein schneiden und kurz mitrösten, dann mit Wasser aufgießen. Die Suppe ca. 15 Minuten köcheln lassen, zwischendurch immer wieder umrühren (eventuell pürieren). Mit Petersilie und Kräutermeersalz nach Belieben würzen.

Tipp

Variante: statt Haferflocken Hirseflocken verwenden – diese sind etwas feiner.

Karottensuppe mit Kokosmilch

Zutaten für 2 Portionen   **Zubereitungszeit ca. 20 Minuten**

3 EL	Buchweizen
4 Stk.	Karotten
1 Stk.	Sellerie (dünne Scheibe)
1 TL	Ingwer (fein gehackt)
1 TL	Butter
1 TL	Curry mild
1 KL	Kurkuma
250ml	Kokosmilch
250ml	Gemüsebouillon
Kräutermeersalz	

Zubereitung

Buchweizen gut waschen und 10 – 15 Minuten in Salzwasser weich kochen. Gemüse waschen und klein schneiden. Butter schmelzen und Ingwer und Sellerie darin kurz andünsten. Mit Bouillon aufgießen, Karotten hinzufügen und ca. 15 Minuten kochen lassen, bis das Gemüse weich ist.

Das Gemüse mit einem Pürierstab mixen, Buchweizen hineingeben, mit Kokosmilch verfeinern und mit Salz, Kurkuma und Curry abschmecken.

Tipp

Crevetten, kurz in Butter angebraten, sind auch eine gute Suppeneinlage.

Kürbissuppe mit Kokosmilch und Riesengarnelen

Zutaten für 2 Portionen   **Zubereitungszeit: ca. 25 Minuten**

1 Stk.	kl. Hokaido Kürbis
1 TL	Ingwer (fein gehackt)
1 TL	Butter
1 TL	Curry mild
1 KL	Kurkuma
250ml	Kokosmilch
250ml	Gemüsebouillon
	Zitronensaft
	Meersalz

8 Stk.	Riesengarnelen
2 EL	Créme frâiche

Zubereitung

Kürbis waschen und samt der Schale klein schneiden. Butter schmelzen und Ingwer darin kurz andünsten, Curry, Kurkuma und anschließend Kürbis dazugeben. Dann mit Bouillon aufgießen, sodass der Kürbis mit Flüssigkeit bedeckt ist. Ca. 15 Minuten kochen lassen, bis der Kürbis weich ist. Den Kürbis mit einem Pürierstab mixen, mit Kokosmilch verfeinern und mit Salz abschmecken. Wenn die Suppe zu dick ist, mit Wasser oder Kokosmilch nachkorrigieren.

Riesengarnelen waschen, häuten, dem Rücken entlang einschneiden und den Darm entfernen. Anschließend in Butter anbraten. Mit Zitronensaft und Salz würzen. Suppe anrichten und mit Garnelen und Créme frâiche garnieren.

Tipp

Die Suppe kann man auch mit Kürbiskernöl verfeinern.

Reis-Sellerie-Fenchel-Suppe

Zutaten für 2 Portionen   **Zubereitungszeit: ca. 30 Minuten**

2 Stk.   Sellerie-Scheibe
½ Stk.   Fenchel
1 EL   Butter
50ml   Gemüsebouillon
2 EL   Langkornreis
1 EL   Petersilie und Schnittlauch
Himalayasalz

Zubereitung

Das Gemüse waschen, putzen, in dünne Streifen schneiden, in einem Topf mit Butter andünsten.

Reis waschen, gut abtropfen lassen, dazugeben und kurz mitdünsten. Anschließend mit Bouillon aufgießen und solange köcheln lassen, bis das Gemüse und der Reis weich sind. Zwischendurch umrühren.

Vor dem Anrichten fein gehackte Kräuter in die Suppe geben. Mit Salz nach Belieben abschmecken.

Roggen-Fenchel-Suppe

Zutaten für 2 Portionen   **Zubereitungszeit: ca. 15 Minuten**

3 EL	Roggenschrot
50ml	Gemüsebouillon
1 Stk.	kl. Fenchel
1 EL	Schnittlauch, Dille und Estragon fein geschnitten
2 EL	Butter
Kräutermeersalz	

Zubereitung

Den Roggenschrot leicht in Butter anrösten. Den Fenchel putzen, waschen und fein schneiden und kurz mitrösten. Mit Gemüsebouillon aufgießen.

Die Suppe ca. 15 Minuten köcheln lassen, zwischendurch immer wieder umrühren. Kräuter dazu und mit Kräutermeersalz nach Belieben würzen.

Tomaten-Gazpacho/ Kalte Tomatensuppe

Zutaten für 2 Portionen   **Zubereitungszeit: ca. 15 Minuten**

4 Stk. gr. Fleischtomaten
2 Stk. Knoblauchzehe (fein gehackt)
250ml Tomatenpüree oder -saft
1 EL   Balsamico-Essig
2 EL   Leinöl
1 TL   Rohrzucker
1 EL   frische Petersilie (fein gehackt)
1 EL   Basilikum (fein geschnitten)
Himalayasalz

100g   Fetakäse

Zubereitung

Die Tomaten waschen, oben kreuzweise einschneiden und im kochenden Wasser eine Minute blanchieren. Haut abziehen, vierteln, entkernen und Strunk entfernen. Tomaten mit Knoblauch, Tomatenpüree, Essig und Öl fein pürieren und würzen. Die Suppe anrichten, Fetakäse in kleinen Stücken dazugeben und mit den Kräutern garnieren, Toastbrot als Beilage servieren.

Tipp

Die Suppe schmeckt mit Gurke, Dille und etwas Zitronensaft auch sehr gut. Ist die Suppe zu dünn, kann man ein Stück Toastbrot mitpürieren.

Tomatensuppe mit Reis

Zutaten für 2 Portionen   **Zubereitungszeit: ca. 30 Minuten**

500g	passierte Tomaten (Tetrapack)
1,5 EL	Butter
1 EL	Mehl
2l	Wasser
1-2 EL	Langkornreis (oder Reis vom Vortag)
1 Stk.	kl. Karotte
2 EL	Petersilie (fein gehackt)
etwas Zucker	
Himalayasalz	
Gemüsebouillon	

Zubereitung

Mehl in Butter anschwitzen. Passierte Tomaten dazugeben und mit Wasser aufgießen. Den Reis waschen und dazugeben. Die Karotte ebenso waschen, schälen, kleinwürfelig schneiden und in den Topf geben. Reis und Karotten weich kochen. Suppe mit etwas Zucker, Salz, Gemüsebouillon und Petersilie würzen.

Buchweizen mit Gemüse

Zutaten für 2 Portionen   **Zubereitungszeit: ca. 25 Minuten**

1 Tasse Buchweizen
2 Tassen Wasser
1 Stk.   Knoblauchzehe
2 Stk.   kl. Karotten
1 Stk.   kl. Zuchetti (Zucchini)
1 Stk.   Tomate (geschält)
2 EL   Pinienkerne
½ Bd.   Petersilie
1 Stk.   Sellerie-Scheibe
etwas Bratbutter
etwas Shoyu-Sauce
etwas Gemüsebouillon
Himalayasalz

Zubereitung
Buchweizen waschen und in Wasser mit Salz nach Vorschrift garen.

Karotten, Sellerie, Zucchetti und Tomate waschen, schälen und würfelig schneiden. In einer Teflonpfanne wenig Bratbutter zerlassen. Knoblauch, Karotten, Sellerie und Pinienkerne andünsten. Zucchetti- und Tomatenstücke etwas später dazugeben, da diese schneller gar sind. Mit etwas Gemüsebouillon aufgießen und das Gemüse bissfest dünsten. Mit Buchweizen vermischen und mit Salz, Petersilie und Shoyu-Sauce abschmecken.

Erdäpfelstock

Zutaten für 2 Portionen **Zubereitungszeit: ca. 25 Minuten**

5 Stk. gr. mehlige Erdäpfel oder Süßkartoffeln
2 EL   Magerquark (Topfen)
3 EL   Budwig-Fett
Meersalz
Muskat
Milch oder Sojamilch

Zubereitung

Erdäpfel mit Schale kochen oder im Dampfgarer dünsten. Erdäpfel etwas auskühlen lassen, schälen, zerdrücken oder zerstampfen.

Quark, Fett, Salz dazumengen und mit einem Kochlöffel gut verrühren, soviel Milch dazumengen, bis es eine schöne Konsistenz hat. Nicht mehr aufkochen, weil sonst die hochwertigen Fettsäuren im Budwig-Fett zerstört werden! Mit Muskat abschmecken und eventuell zu gedünstetem Gemüse servieren.

Tipp

Wenn die Erdäpfel mit der Schale gekocht werden, gehen nicht so viele Vitamine verloren. Quark deshalb, weil er sehr hochwertiges Eiweiß beinhaltet.

Bei Chemo- oder Strahlentherapie ist es sehr wichtig, auf hochwertige und erhöhte Eiweiß- und Kalorienzufuhr zu achten.

Folienerdäpfel mit Kräuterquark

Zutaten für 2 Portionen **Zubereitungszeit: ca. 35 Minuten**

4 Stk. gr. Erdäpfel

Quark:
400g   Magerquark
6 EL   Kräuter (Petersilie, Schnittlauch, Dille, Kresse)
2 Stk. Salzgurken
1 Stk. Essiggurken
2 EL   Essiggurkenwasser
1 Stk. Knoblauchzehe
2 EL   gestoßener Leinsamen
Himalayasalz

Zubereitung

Backofen auf 225° vorheizen. Erdäpfel gut waschen und einzeln in Alufolie wickeln. Auf dem Gitterrost ca. 45 Minuten backen. Kräuter waschen, Knoblauch rüsten und beides fein hacken, Gurken fein schneiden und in den Magerquark rühren. Mit Essiggurkenwasser, Leinsamen und Salz abschmecken. Die gebackenen Folienerdäpfel öffnen, Erdäpfel ein Drittel einschneiden, salzen und mit der Quarkmasse füllen.

Tipp

Saaten sollen immer gestoßen oder gerieben gegessen werden. Nur so kann der Körper die wertvollen Ölsäuren aufnehmen. Es geht schneller, wenn man die Erdäpfel einige Minuten vorkocht und dann erst in Folie wickelt.

Gefüllte Fleischtomaten

Zutaten für 2 Portionen   **Zubereitungszeit: ca. 25 Minuten**

½ Tasse Basmatireis
4 Stk.   Fleischtomaten (500 g)
100ml Tomatenpüree
1 EL   Butter
150g   Champignons
1 TL   Basilikum
1 TL   Schnittlauch
1 TL   Petersilie
70g   Emmentaler
1EL   Magerquark
Meersalz

Zubereitung

Reis nach Vorschrift in Wasser ohne Salz kochen. Tomaten waschen, Deckel abschneiden, das Fleisch herauslösen und wegstellen. Die Tomatendeckel in kleine Würfel schneiden und salzen.

Champignons putzen, abspülen und kleinblättrig schneiden. In einer Pfanne Butter schmelzen und Champignons darin 10 Minuten dünsten.

Kräuter waschen, fein schneiden, mit Reis, Champignons, Tomatenwürfeln, Kräutern und geriebenem Käse sorgfältig vermischen und nach Belieben salzen. Danach in die ausgehöhlten Tomaten füllen.

Das herausgelöste Tomatenfleisch zerkleinern, mit Salz, Tomatenpüree und Magerquark vermengen und in eine Gratinform füllen. Gefüllte Tomaten auf die Sauce setzen und bei 175° auf unterster Schiene im Backofen ca. 15 – 20 Minuten backen.

Hirsotto

Zutaten für 2 Portionen   **Zubereitungszeit: ca. 25 Minuten**

150g   Goldhirse (Demeter)
1 Stk.   kl. Karotte
1 Stk.   kl. Pastinake
1 Stk.   Knoblauchzehe
300ml   Gemüsebouillon
½ Bd.   Petersilie (fein gehackt)
2 EL   Budwig-Fett
1 Stk.   Sellerie-Scheibe
etwas Fenchel
Meersalz
Curry
Sonnenblumenkerne, Kürbiskerne oder Sesam

Zubereitung

Das Gemüse waschen, schälen und in kleine Würfel schneiden. Hirse abspülen und in die kochende Suppe einrieseln lassen, das Gemüse dazugeben. Das Hirsotto entweder auf kleinster Stufe köcheln lassen oder von der Platte nehmen und ca. 15 – 20 Minuten quellen lassen. Mit Budwig-Fett und gehackter Petersilie würzen und mit den Kernen bestreuen.

Tipp

Ist leicht verdaulich und tut gut bei Magen-Darmproblemen. Passt als Beilage auch gut zu Fisch und Fleisch.

Spaghetti mit Quark-Pesto à la Genovese

Zutaten für 2 Portionen   **Zubereitungszeit: ca. 15 Minuten**

250g   Vollkornspaghetti oder Fusilli

Pesto:
1 Bd.   Basilikum oder/und Rucola
2 EL   Pinienkerne
½ Stk. Knoblauchzehe
25g   Pecorino
25g   Parmesan
4 EL   Olivenöl
3-4 EL Magerquark
2-3 EL Spaghetti-Kochwasser
Himalayasalz

Zubereitung

Teigwaren nach Anleitung kochen. Etwas Kochwasser übrig lassen. Käse grob zerkleinern, geschälten Knoblauch und Pinienkerne, Teil vom Öl und Teil vom Quark dazugeben und pürieren. Basilikum zum Schluss dazugeben und nur noch kurz hacken, damit es nicht die Farbe verliert und bitter wird. Mit der Hand das restliche Öl und den restlichen Quark in die Masse rühren. Eventuell Sauce mit Kochwasser verdünnen. Mit Salz und Pfeffer abschmecken.

Tipp

Statt Basilikum Petersilie und statt Pinienkerne Baumnüsse (Walnüsse) nehmen – schmeckt auch sehr gut.

Spinat mit Schafskäse und Pinienkernen

Zutaten für 2 Portionen   **Zubereitungszeit: ca. 25 Minuten**

400g   junger Blattspinat (tiefgekühlter Blattspinat)
1 Stk.   Knoblauchzehe
2 EL   Pinienkerne
2 EL   Olivenöl
1 TL   Oregano
etwas Meersalz

150g   milder griechischer Schafskäse

Zubereitung

Spinat putzen und waschen, Stiele entfernen. Öl in der Pfanne schmelzen, zerdrückten Knoblauch nur glasig werden lassen, Spinat und Oregano dazugeben und ca. 10 Minuten dünsten. Pinienkerne (ev. vorher kurz anrösten) und klein gewürfelten Schafskäse zum Spinat geben und nach Bedarf noch würzen.

Beilagen

Zum Beispiel Salzkartoffeln oder den Spinat als Beilage zu einem Lammkotelett anrichten.

Spinat mit Spiegelei

Zutaten für 2 Portionen   **Zubereitungszeit: ca. 25 Minuten**

600g	Blattspinat[1]
1 Stk.	Knoblauchzehe
1 EL	Rahm
1 EL	Dinkelmehl
1 EL	Butter
½ Stk.	Bouillonwürfel
etwas	Spinatwasser
etwas	Meersalz

2-3 Eier für Spiegelei

Zubereitung

Spinat putzen und waschen, eventuell Stiele entfernen und blanchieren. Danach abseihen, ausdrücken und fein schneiden oder pürieren. Etwas Spinatwasser aufheben.

Knoblauch schälen und fein hacken. Fett in der Pfanne schmelzen, Knoblauch und Mehl nur leicht anbräunen, Spinat, Rahm und Bouillonwürfel dazugeben und mit etwas Spinatwasser aufgießen. Abschmecken.

Beilagen

Salzkartoffeln (sind leichter verdaulich als Rösti) oder vier gekochte Kartoffeln schälen, noch heiß zerdrücken, mit 2 EL Budwig-Fett und 2 EL Quark verrühren und mit Meersalz und Muskat würzen.

---

1 Sie können auch passierten Spinat aus dem Tiefkühlangebot nehmen, aber kein Fertigprodukt. Da könnten Zusatzstoffe (z.B. Glutamat, Pfeffer und dgl.) enthalten sein, die die Verträglichkeit beeinflussen können.

Hühnerbrust mit grünen Nudeln

Zutaten für 2 Portionen   **Zubereitungszeit: ca. 25 Minuten**

300g   Hühnerbrust
150g   Brokkoli
Salz

Sauce:
200ml Gemüsebouillon
100ml Vollrahm geschlagen (Sahne)
1 EL   Butter zum Braten
1 TL   Senf
1 TL   Tomatenmark
½ Stk. Zitrone: Saft
2 Zweige Basilikum
Kräutermeersalz

Beilage:
250g   grüne Nudeln

Zubereitung

Fleisch waschen, in vier Streifen schneiden, salzen und mit Zitronensaft beträufeln. Brokkoli waschen und weich dünsten. Nudeln nach Vorschrift kochen. Butter in die Pfanne geben, Basilikum darin einige Minuten ziehen lassen. Senf und Tomatenmark in die Pfanne geben und mit Gemüsebrühe aufgießen. Fleisch in den Sud legen und gar dünsten. Danach das Fleisch und Basilikum aus der Pfanne nehmen. Den Sud etwas einreduzieren lassen, den geschlagenen Vollrahm vorsichtig einrühren und mit Kräutersalz würzen.

Hühnereintopf mit Gemüse

Zutaten für 2 Portionen   **Zubereitungszeit ca. 30 Minuten**

2 Stk. Hühnerschenkel oder 300g Hühnerbrust
1 EL   Butter
500ml   Hühnerbouillon
1 Stk. Karotte
1 Stk. Erdäpfel
2 Stk. Tomaten
1 TL   Basilikum (fein geschnitten)
1 TL   Oregano (fein gehackt)
1 EL   Petersilie (fein gehackt)
1 EL   Schnittlauch (fein geschnitten)
1 Stk. Sellerie-Scheibe
1 Stk. kl. Zucchetti (Zucchini)
Kräutermeersalz

Zubereitung

Die Hühnerschenkel waschen, trocken tupfen, enthäuten, Fleisch vom Knochen nehmen und in kleine Stücke schneiden. Karotten, Sellerie und Erdäpfel waschen, rüsten und in kleine Würfel schneiden. Butter in einem Topf schmelzen lassen, darin die Fleischstücke und das geschnittene Gemüse kurz anbraten. Mit Bouillon aufgießen und ca. 15 Minuten leicht kochen lassen, zwischendurch umrühren.

Zucchetti waschen und in kleine Würfel schneiden und in den Eintopf geben. Die Tomaten waschen, kreuzweise auf der Oberseite einschneiden und für 1 Minute in kochendes Wasser geben, danach Haut abziehen, in kleine Würfel schneiden und zum Eintopf geben. Den Eintopf nochmals ca. 5 Minuten köcheln lassen, Kräuter dazugeben und mit Kräutermeersalz würzen. Der Eintopf schmeckt noch besser, wenn man die Knochen mitkocht.

Saltimbocca alla Romana

Zutaten für 2 Portionen   **Zubereitungszeit: ca. 20 Minuten**

2 Stk. Kalbsschnitzel
1 EL   Bratbutter
1 TL   Tomatenpüree
1 TL   Curry
100ml Weißwein
100ml Hühnerbouillon
1 EL   frische Petersilie (fein gehackt)
2 Scheiben Putenschinken
2 Stängel Salbeiblätter
Senf
Kräutermeersalz

Zubereitung

Schnitzel leicht klopfen, salzen, mit Senf bestreichen, mit Schinken und Salbeiblättern belegen und anschließend mit Zahnstocher zusammenstecken. Auf beiden Seiten anbraten und aus der Pfanne nehmen.

In den Bratenfond Tomatenpüree und Curry rühren, mit Weißwein ablöschen und mit Bouillon aufgießen. Die Kalbschnitzel wieder in die Pfanne geben und weich dünsten (ca. 10 – 15 Minuten). Mit fein gehackter Petersilie garnieren.

Beilagen

Gekochter Buchweizen oder Wildreis und grüner Salat

Crevetten in Zitronensauce

Zutaten für 2 Portionen   **Zubereitungszeit: ca. 25 Minuten**

250g   Crevetten
1 EL   Butter zum Braten
½ Stk. Knoblauchzehe (gehackt)
Meersalz

Sauce:
½ Stk. Zitrone: Saft und geriebene Schale
100ml Wasser
100ml Weißwein
1 TL   Honig
1 EL   gehackte Dille
100ml Vollrahm (Sahne) steif geschlagen
Meersalz
etwas Senf

Zubereitung

Reis nach Vorschrift in Wasser ohne Salz kochen. Crevetten in Butter kurz anbraten, gehackten Knoblauch dazugeben, Crevetten auf jeder Seite ca. 1 Minute braten und salzen. Crevetten herausnehmen und warm stellen.

In die Pfanne geriebene Zitronenschale und -saft geben, Honig einrühren, mit Wasser und Weißwein ablöschen und ca. 2/3 einreduzieren lassen, Dille und etwas Senf dazugeben. Pfanne vom Ofen nehmen, geschlagenen Rahm vorsichtig unter die Sauce mengen. Nach Geschmack würzen.

Beilagen

Basmati- oder Risottoreis und grüner Salat

Seesaibling mit Kräutercouscous

Zutaten für 2 Portionen   **Zubereitungszeit: ca. 25 Minuten**

2 Stk.	Seesaiblingfilets (300 g)
1 EL	Bratbutter
150g	Couscous
3 EL	frische Petersilie (fein gehackt)
2 EL	Basilikum (fein geschnitten)
2 EL	Olivenöl
½ Stk.	Zitrone: Saft
1 Stk.	kl. Schalotte (fein gehackt)
	Hühnerbouillon
	milder Senf
	Himalayasalz

Zubereitung

Couscous nach Vorschrift zubereiten, jedoch statt Wasser Hühnerbouillon nehmen. Danach fein gehackte Schalotte und Kräuter mit dem Couscous vermischen. Etwas Zitronensaft und Öl dazugeben und eventuell noch nachwürzen.

Nun den Seesaibling waschen, trocken tupfen, salzen und mit Zitronensaft beträufeln, mit etwas Senf bestreichen, in Mehl wenden und in einer Pfanne leicht anbraten, zudecken und ein paar Minuten fertig garen.

Makrelenfilet in Peperonisauce

Zutaten für 2 Portionen   **Zubereitungszeit: ca. 30 Minuten**

1 Stk. Makrele
½ Stk. Zitrone: Saft
2 Stk. Knoblauchzehe (gehackt)
Meersalz
Senf
Öl zum Braten
je 1 Zweig Thymian und Rosmarin

Sauce:
½ Stk. rote Peperoni (Paprika)
100ml Weißwein
100ml Vollrahm (Sahne)

Zubereitung

Makrele waschen, trocken tupfen, salzen, mit Zitronensaft beträufeln, mit Knoblauch und mit Senf bestreichen. Peperoni waschen, schälen und würfelig schneiden.

In der Pfanne Öl erwärmen, Thymian und Rosmarin darin schwenken, damit sie das Aroma abgeben, Peperoni dazugeben. Makrele darin kurz auf beiden Seiten anbraten, herausnehmen und warm stellen. Kräuter aus der Pfanne nehmen, Bratensatz mit Weißwein ablöschen und ca. 2/3 einkochen lassen. Anschließend den Bratenfond mit Peperoni pürieren, zurück in die Pfanne geben. Rahm steif schlagen und in die Sauce einrühren. Eventuell mit etwas Wasser verdünnen. Fisch einlegen und noch ein paar Minuten ziehen lassen. Nicht mehr kochen!

Beilagen

Dinkelreis (bei Stoma-Trägern nicht zu empfehlen) und Karottensalat. Statt Fisch kann man hier auch Huhn verwenden.

Wolfsbarsch mit Gemüsestreifen

Zutaten für 2 Portionen   **Zubereitungszeit: ca. 30 Minuten**

1 Stk. Wolfsbarsch (ca. 400 g)
1 Pkg. Kräutermix Provence (Bohnenkraut, Basilikum, Thymian)
1 EL   Butter
100ml   Weißwein
100ml   Gemüsebouillon
100ml   Vollrahm geschlagen
1 Stk. Karotte
2 Stk. Knoblauchzehe
1 Stk. kl. Zucchetti (Zucchini)
1 Stk. kl. Staudensellerie-Stange
1 Tasse Buchweizen
etwas Zitronensaft
Meersalz

Zubereitung

Buchweizen nach Anleitung zubereiten. Wolfsbarsch waschen, trocken tupfen, mit Meersalz und etwas Zitronensaft würzen. Kräuter waschen und in den Bauch des Fisches geben. Gemüse waschen. Karotten und Zucchetti mit dem Sparschäler in Streifen schneiden. Staudensellerie in dünne Scheiben schneiden. In einer Pfanne etwas Butter schmelzen, Wolfsbarsch darin auf beiden Seiten kurz anbraten und herausnehmen. Wein und Brühe in die Pfanne geben, das Gemüse dazugeben und ca. 5 Minuten darin kochen lassen. Den Fisch auf das Gemüsebett legen und fertig garen. Danach den Fisch und das Gemüse aus der Pfanne nehmen und warm stellen. Den Sud etwas einreduzieren lassen, mit Vollrahm verfeinern und nach Bedarf würzen.

Tipp

Auch mit Filets möglich – die Haut löst sich beim Anbraten leicht von selbst ab.

Zander in Basilikum-Zitronensauce

Zutaten für 2 Portionen   **Zubereitungszeit: ca. 25 Minuten**

300g   Zander
Kräutersalz
etwas Zitronensaft
etwas Senf

Sauce:
½ Stk.   Zitrone: Saft
100ml   Gemüsebouillon
3 EL   saurer Halbrahm oder Saucenrahm
1 EL   Butter zum Braten
2 Zweige Basilikum
Meersalz

Beilage:
250g   Tagliatelle (breite Nudeln)
3 Stk.   Karotten
Kräutersalz

Zubereitung

Karotten waschen, schälen, in dünne Scheiben schneiden, in wenig Butter kurz andünsten, etwas Wasser dazugeben und Karotten weich dünsten. Tagliatelle nach Vorschrift kochen. Zander waschen, trocken tupfen, mit Kräutersalz, etwas Zitronensaft und etwas Senf würzen. In einer Pfanne etwas Butter schmelzen, das Basilikum kurz darin ziehen lassen. Saft einer halben Zitrone hinzufügen, mit Gemüsebrühe aufgießen. Den Zander in die Sauce legen und ca. 10 Minuten zugedeckt auf beiden Seiten garen lassen. Fisch und Basilikum aus der Pfanne nehmen und die Sauce mit saurem Halbrahm oder Saucenrahm verfeinern. Tagliatelle und Karotten auf einem flachen Teller anrichten, den Zander auf die Nudeln setzen und mit Sauce übergießen.

Couscous-Salat mit Gemüse

Zutaten für 2 Portionen　　**Zubereitungszeit: ca. 15 Minuten**

100g	Couscous
50g	Gurke
50g	Karotten
30g	Pastinaken
50g	grüne Peperoni (Paprika)
2 TL	Olivenöl
½ Stk.	Schalotte
1 EL	Tomatenmark
1 EL	gehackte Petersilie
150ml	Gemüsebouillon
etwas getrocknete Minze	
Himalayasalz	

Zubereitung

Couscous nach Vorschrift zubereiten. Gemüse waschen, schälen und alles in kleine Würfel schneiden. Peperoni mit Spargelschäler schälen, dann ist er leichter verdaulich. Schalotte kurz in Olivenöl dünsten. Couscous, Gemüse und Gemüsebrühe miteinander vermengen. Mit Petersilie, Minze und etwas Salz abschmecken.

Tipp

Dieses Rezept schmeckt auch als warme Hauptspeise mit Grünem Salat. Dafür das klein geschnittene Gemüse kurz in Olivenöl dünsten und dann den Couscous unterrühren.

Gurkensalat Art Tsatsiki

Zutaten für 2 Portionen   **Zubereitungszeit: ca. 10 Minuten**

1 Stk.	Salatgurke
400g	Magerquark
2 EL	saurer Halbrahm oder griechisches Joghurt
½ TL	Oregano
1 EL	Dille fein gehackt
2 EL	Leinöl
2 Stk.	Knoblauchzehe (gepresst)

Himalayasalz oder Kräutermeersalz
Oliven zur Dekoration

Zubereitung

Salatgurke waschen, trocken reiben und mit der Röstiraffel raspeln. Die geraspelte Gurke in ein Sieb geben und abtropfen lassen. Eventuell noch mit der Rückseite eines Löffels den Gurkensaft ausdrücken.

Für die Creme alle Zutaten zusammen mischen, cremig rühren, mit Salz abschmecken und mit Oliven garnieren.

Tipp

Tsatsiki schmeckt gut zu Brot oder als Beilage zu Fisch, Fleisch und Gemüse.

Karottensalat mit Apfel

Zutaten für 2 Portionen **Zubereitungszeit: ca. 10 Minuten**

3 Stk. Karotten
1 Stk. säuerlicher Apfel
1 TL Honig
1 EL Leinöl
½ Stk. Zitrone: Saft
Apfelessig nach Bedarf

Zubereitung
Karotten und Apfel waschen und schälen, danach fein in eine Schüssel raspeln. Mit Honig, Zitrone, Leinöl und Apfelessig abschmecken.

Lollo Rosso mit Avocado

Zutaten für 2 Portionen   **Zubereitungszeit: ca. 10 Minuten**

1 Stk.   Lollo Rosso
1 Stk.   Avocado
1 Stk.   kl. Apfel

Salatmarinade:
1 TL   Honig
1 TL   milder Senf
2 EL   Olivenöl oder Kürbiskernöl
1 EL   Leinöl
½ Stk.   Zitrone: Saft
1 EL   Apfelessig
5 EL   Gemüsebouillon
Himalayasalz

Zubereitung:
Salat waschen, abtropfen und in mundgerechte Stücke teilen. Apfel waschen und in kleine Würfel schneiden. Avocado halbieren, entsteinen und in Würfel schneiden. Alles zusammen als Salat anrichten.

Für die Salatsauce alle Zutaten in einer Schüssel mit dem Schneebesen verrühren und den Salat marinieren.

Tipp
Nur reife Avocado verwenden. Sie ist reif, wenn man mit dem Daumen leicht auf die Schale drückt und die Haut nachgibt.

Rote Rüben-Salat

Zutaten für 2 Portionen   **Zubereitungszeit: ca. 15 Minuten**

3 Stk.   gekochte Rote Rüben
1 Stk.   Apfel
1 EL   Kümmel gemahlen
1 EL   Magerquark (Topfen)
1 TL   Meerrettich
2 EL   Sonnenblumenöl
1 EL   Leinöl
3 EL   Apfelessig
Himalayasalz
etwas Wasser

Zubereitung
Rote Rüben schälen und in ganz feine Scheiben raspeln. Apfel waschen, Kerngehäuse entfernen, etwas zerkleinern, mit den restlichen Zutaten zusammen mit einem Pürierstab pürieren, über die Roten Rüben geben, gut vermischen und einige Zeit durchziehen lassen.

Diverse Salatsaucen

Cocktail-Salatsauce

2 EL	Quark
1 EL	Leinöl
2 EL	Sonnenblumenöl
2 EL	Joghurt natur
2 EL	Apfelessig
1 EL	Ketchup
Himalayasalz	

Zubereitung
Alle Zutaten mit dem Schneebesen gut verrühren.

Kräutersalatsauce

1 TL	milder Senf
1 TL	Honig
1 EL	Leinöl
2 EL	Olivenöl
1 EL	Balsamico-Essig
4 EL	Gemüsesuppe
2 EL	frische Kräuter (Dille, Schnittlauch, Petersilie)
Himalayasalz	

Zubereitung
Senf, Honig, Essig miteinander verrühren, danach alle anderen Zutaten zugeben und mit dem Schneebesen glatt rühren.

Quarksalatsauce

2 EL	Quark
4 EL	Milch
1 EL	Leinöl
2 EL	Zitronensaft
2 EL	Apfelessig
1 TL	Schnittlauch (fein gehackt)
1 Stk.	kl. Knoblauchzehe (gepresst)
Himalayasalz	

Zubereitung
Alle Zutaten mit dem Schneebesen gut verrühren.

Bananen-Orangen-Drink

Zutaten für 2 Portionen   **Zubereitungszeit: ca. 10 Minuten**

1 Stk. Banane
1 Stk. Kiwi
2 Stk. Blutorangen: Saft
2 Be.   Joghurt natur
1 TL   Honig
1 EL   Leinöl
Himalayasalz

Zubereitung

Bananen und Kiwi rüsten und pürieren. Orangensaft und Joghurt dazugießen; Honig, Leinöl und Salz dazugeben und nochmals mixen.

Beerentraum

Zutaten für 2 Portionen   **Zubereitungszeit: ca. 5 Minuten**

1 Be.	frische Heidelbeeren (Blaubeeren)
1 Be.	Joghurt natur
100g	Magerquark
100ml	Vollrahm (Sahne, Schlagobers)
200ml	Milch oder Sojamilch
1 EL	Hirseflocken
2 EL	Honig
2 EL	Leinöl
1 TL	Vanillezucker

Zubereitung
Beeren waschen und abtropfen lassen. Alle Zutaten in ein hohes Gefäß füllen mit dem Pürierstab aufmixen.

Tipp
Dieses Dessert schmeckt mit allen Beeren. Wenn Sie keine frischen Beeren haben, greifen Sie zu Tiefkühlware.

Achtung Stoma-Träger
Bitte alle Beeren und Früchte mit kleinen Kernen pürieren und Masse durch ein Sieb drücken, damit das Stoma nicht verstopft!

Buttermilch mit Erdbeeren

Zutaten für 2 Portionen   **Zubereitungszeit: ca. 10 Minuten**

100g	Magerquark
100ml	Buttermilch
200g	Erdbeeren
1 Stk.	kl. Banane
2 EL	Honig
1 EL	gehackte Baumnüsse (Walnüsse)
1 EL	Leinöl

Zubereitung

Banane schälen und in Scheiben schneiden. Erdbeeren waschen und vierteln. Alle Zutaten in ein hohes Gefäß füllen und pürieren.

Kräuterdrink

Zutaten für 2 Portionen   **Zubereitungszeit: ca. 10 Minuten**

100g	Magerquark
1 Be.	Joghurt natur (Lc1)
100ml	Mineralwasser ohne Kohlensäure
3 EL	Kräuter (Petersilie, Basilikum, Schnittlauch, Dille)
1 TL	weißer Balsamico-Essig
1 TL	Zitronensaft
1 EL	Haferflocken
2 EL	Leinöl
Himalayasalz	

Zubereitung

Zutaten vermixen und zum Schluss Kräuter hinzufügen. Drink nach Geschmack salzen.

Mango-Lassi

Zutaten für 2 Portionen   **Zubereitungszeit: ca. 5 Minuten**

1 Stk.	Mango
100g	Magerquark
1 Be.	Joghurt natur
50ml	Mineralwasser ohne Kohlensäure
2 TL	Zucker oder Honig
1 TL	Zitronensaft
1 EL	Leinöl

Zubereitung

Mango schälen und zerkleinern. Magerquark, Joghurt und Mango vermixen. Wasser, Honig, Zitronensaft und Öl dazugeben und nochmals kurz durchmixen.

Multi-Vitamindrink

Zutaten für 2 Portionen   **Zubereitungszeit: ca. 5 Minuten**

200ml Multivitamindrink (z.B. von Biotta)
100g   Magerquark
200ml Apfelsaft
1 TL   Honig
1 EL   Hirseflocken
2 EL   Leinöl
Himalayasalz

Zubereitung
Alle Zutaten in einem hohen Gefäß mit dem Pürierstab aufmixen und in Gläser füllen.

Pina Colada Power

Zutaten für 2 Portionen   **Zubereitungszeit: ca. 10 Minuten**

150g	frische Ananas
200ml	Kokosmilch
100ml	Maracujasaft
2 TL	Limettensaft
1 EL	Edelhefe
1 EL	Leinöl

Zubereitung

Ananas rüsten und pürieren. Alle anderen Zutaten dazugeben und vermixen.

Tipp

Wenn Sie Ananas aus der Dose verwenden, nehmen Sie statt Maracujasaft den Ananassaft.

Rote Rüben-Drink

Zutaten für 2 Portionen   **Zubereitungszeit: ca. 5 Minuten**

250ml Rote Rüben-Saft
250ml Karotten-Apfelsaft
1 EL   Petersilie und Schnittlauch
1 KL   Worchestersauce
1 EL   Edelhefe
2 EL   Leinöl
Himalayasalz

Zubereitung

Rote Rüben-Saft und Karotten-Apfelsaft vermixen. Petersilie und Schnittlauch fein hacken und alle anderen Zutaten dazugeben. Etwas salzen.

Avocado-Creme

Zutaten   **Zubereitungszeit: ca. 5 Minuten**

1 Stk. reife Avocado
1 Stk. Zitrone: Saft
Himalayasalz
Oliven zur Dekoration
Mischbrot oder Knäckebrot

Zubereitung

Avocado halbieren, Stein entfernen, Fruchtfleisch in einer kleinen Schüssel mit der Gabel zerdrücken. Mit Salz und Zitronensaft nach Bedarf würzen und auf die Brotscheiben streichen.

Basilikum-Schnittlauch-Quark

Zutaten für 2 Portionen   **Zubereitungszeit: ca. 10 Minuten**

250g   Magerquark
½ Bd.   Basilikum
½ Bd.   Schnittlauch
1 Stk. hart gekochtes Ei
2 EL   Leinöl
1-2 EL weißer Balsamico-Essig
Himalyasalz

Zubereitung

Basilikum und Schnittlauch waschen, fein schneiden und zum Quark geben, Salz und Essig dazugeben. Öl langsam so lange einrühren, bis es vom Quark vollständig aufgenommen ist. Ei schälen, in kleine Würfel schneiden und in die Masse rühren.

Tipp

Als Beilage zu gefüllten Tomaten, Fisch und Geflügel oder als Brotaufstrich für zwischendurch.

Hüttenkäse-Variationen

Zutaten für 2 Portionen

Zubereitungszeit: ca. 5-10 Min.

Variante 1: Kräuter

3 EL	Kräuter (Petersilie, Schnittlauch, Dille, Kresse)
½ TL	Balsamico-Essig
½ TL	Apfelessig
2 EL	Leinöl
Kräutermeersalz	

Zubereitung

Die Kräuter waschen, fein hacken und mit allen anderen Zutaten dem Hüttenkäse beimengen. Aufstrich mit Essig und Salz würzen.

Variante 2: Schnittlauch/Radiesli

2 EL	Schnittlauch
1 Bd.	Radiesli (Radieschen)
1 TL	Apfel-Balsamico-Essig
1 EL	Leinöl
Himalayasalz	

Zubereitung

Den Schnittlauch waschen, fein schneiden und mit dem Hüttenkäse vermengen. Leinöl dazugeben. Aufstrich mit Essig und Salz würzen. Radiesli waschen und in feine Scheiben schneiden. Brotscheiben mit Aufstrich bestreichen und mit Radiesli belegen.

Variante 3: Gurken

4 EL	klein gewürfelte Salatgurke
1 Stk.	Salzgurke klein geschnitten
3 EL	gehackte Kräuter (z.B. Dille, Schnittlauch, Petersilie, Estragon)
1 EL	Zitronensaft
1 TL	Honig
2 EL	Leinöl
1 Stk.	Knoblauchzehe (fein gehackt)

Zubereitung

Alle Zutaten gut vermengen. Bei Bedarf noch nachwürzen.

Kräuterquark

Zutaten für 2 Portionen   **Zubereitungszeit: ca. 10 Minuten**

400g   Magerquark
6 EL   gehackte Kräuter (z.B. Petersilie, Kresse, Schnittlauch, Dille,
        Thymian, Oregano)
3 Stk. Essiggurken
2 EL   Essiggurkensaft
2 EL   Leinöl
1 Stk. Knoblauchzehe
Himalayasalz

Zubereitung
Kräuter waschen, Knoblauch schälen und fein hacken, Gurken fein
schneiden und in den Magerquark rühren. Mit Essiggurkenwasser,
Leinöl und Salz abschmecken.

So esse und lebe ich heute

Wenig Zwiebel, jedoch in leicht angeschwitzer Form, kann ich heute wieder essen. Auch Essig kann ich wieder verwenden. Pfeffer und Chili werden kaum noch verwendet und wenn doch, dann sehr, sehr sparsam, ja fast homöopathisch. Dafür haben Ingwer und viele frische Kräuter einen festen Platz in meiner Küche eingenommen.

So begann ich langsam, mich ausgewogen zu ernähren, auch lernte ich mit Salz sparsamer umzugehen als vor der Operation. Denn nach einer Mundschleimhautentzündung, bedingt durch die Chemotherapie, regenerieren sich die Geschmacksknospen auf der Zunge neu. Das kann man wunderbar dafür nutzen, sich zur schonend gewürzten Ernährung zu erziehen, sodass man den natürlichen Geschmack der Lebensmittel mit Salz nur hervorhebt und nicht vom Gewürzsalz übertrumpft. Ich hatte plötzlich wieder ein ganz anderes Geschmackserlebnis.

Sehr wichtig ist es, dass man sich zum Ziel setzt, sich vollwertig, ausgewogen und biologisch zu ernähren und sich nicht von der Fastfood-, Glutamat-, Konservierungsstoff-Welle mitreißen lässt – der eigenen Gesundheit zuliebe!

Ergo, in Zukunft Hände weg von Fastfood-Produkten! Sie enthalten Geschmacksverstärker, Konservierungsstoffe, viel ungesunde Fette, sogenannte Transfette (gesättigte Fettsäuren), viel raffinierten Zucker und sehr wenig Faserstoffe.

Wenn Ihnen die Gesundheit wirklich wichtig ist, dann lassen Sie auch die Finger von Alkohol und Nikotin. Sollte das Verlangen nach einer Zigarette sehr stark sein, kauen Sie gehackte Kalmuswurzeln. Man bekommt sie in Drogerien, Apotheken oder speziellen Kräuterläden.

Wichtig war für mich, mehrere kleine Mahlzeiten zu essen, ca. fünf bis acht kleinere Portionen pro Tag. Mit mehreren kleinen Portionen kann man gut den Energiehaushalt ausgewogen halten, der nach einer Operation sowieso nicht sehr groß ist. Auch kann man den Hungerattacken vorbeugen. Sogar heute esse ich noch bis zu fünf kleine Portionen am Tag. Meine letzte Mahlzeit esse ich spätestens um 18.00 Uhr, weil es für meine Verdauung so am besten ist. Habe ich danach wirklich noch Appetit, nehme ich mir ein Naturjoghurt oder ein kleines Stück Weichkäse.

Mittlerweile sind einige Jahre vergangen. Wenn ich mich konsequent an die Ernährung halte, geht es mir sehr gut. Leiste ich mir zu viele kulinarische „Sünden", habe ich die nächsten Tage zu büßen.

Sogar Sport kann ich wieder betreiben, wie auf dem Crosstrainer, Hometrainer, wandern, Nordic Walken, Schifahren, Radfahren und Schwimmen. Um das zu tun, muss ich nur meinen inneren Schweinehund überwinden. Denn danach fühle ich mich jedes Mal sehr gut.

Ich wünsche Ihnen alles Gute für Ihre Gesundheit, und seien Sie gut zu Ihrem Körper. Er wird es Ihnen mit Wohlbefinden danken.

Bibliografie

Aign, Waltraute et al.: Die große GU Nährwert Kalorien Tabelle 2002/2003. GU, München 2002.

Auerbach, Meng, Schunder-Tatzber, Wen: Ernährung bei Krebs nach den 5 Elementen der TCM. Springer, Wien New York 2005.

Bankhofer, Hademar: Das Glück gesund zu bleiben. Mosaik bei Goldmann, München 2005.

Bankhofer, Hademar: Gesund bleiben. Das neue Verdauungstraining. Herbig Verlag, München 2004.

Binder, Walter: Energie & Gesundheit mit Sauerstoffwasser. Verlag für Naturmedizin und Bioenergetik, Berlin 2001.

Budwig, Johanna: Krebs. Das Problem und die Lösung: die Dokumentation. Sensei-Verlag, Kernen 2004.

Budwig, Johanna: Öl-Eiweiß-Kost. Sensei-Verlag, Kernen 2010.

Grey, Robert: Das Darmheilungsbuch. Gesundheit durch Kolon-Sanierung. Trias Verlag, Stuttgart 2010.

Griffin, Edward: Eine Welt ohne Krebs. Die Geschichte des Vitamin B17 und seiner Unterdrückung. Kopp, Rottenburg 2005.

Hecker, Hans-Ulrich et al.: Handbuch Traditionelle Chinesische Medizin. Umfassend und praxisnah: Akupunktur, Akupressur, 5-Elemente-Ernährung, Kräuter-Therapie, Moxibustion, Qi Gong, Tuina. Haug, Stuttgart 2003.

Hendel, Barbara und Ferreira, Peter: Wasser & Salz. Urquell des Lebens. Über die heilenden Kräfte der Natur. Ina-Emmendingen 2001.

Hertzka, Gottfried und Streblow, Wigbard: Küchengeheimnisse der Hildegard-Medizin. Ratschläge und Erkenntnisse der hl. Hildegard von Bingen über die Heilkraft unserer Nahrungsmittel. Hermann Bauer, Baden-Württemberg 1988.

Lange, Elisabeth: Gesunder Darm. Damit Ihr Darm fit bleibt: Alarmsignale rechtzeitig erkennen. Südwest-Verlag, München 2003.

Lutz, Wolfgang: Kranker Magen, kranker Darm. Informed, Gräfelfing 1995.

Lutz, Wolfgang: Leben ohne Brot. Die wissenschaftlichen Grundannahmen der kohlenhydratarmen Ernährung. Informed, Gräfelfing 2004.

Maar, Christa: Gesundheit aus dem Darm. Die Quelle des Wohlbefindens entdecken, schützen und heilen. Zabert Sandmann-Verlag, München 2003.

Merten, Michael: Wasser. Die Glücksformel für Schönheit und Gesundheit. Knaur, München 2004.

Mohr, Paul: Sauerstofftherapien. Die gesunde Art Energie zu tanken. Oesch, Zürich 2006.

Mühlhans, Gisela: Qigong-Yoga. Brücke zur Quelle des Lebens. Schirner, Darmstadt 2010.

Neumayer, Petra: Natürliche Antibiotika. Sanfte Heilung aus dem Pflanzenreich. Ullstein, Berlin 2003.

Rauch, Erich und Kruletz, Peter: Natürlich gesund mit Heilkräuter-Kuren. Haug, Stuttgart 2002.

Sixt, Andrea: Endlich gesund. Meine 7 Sicherungen für ein Leben ohne Krebs. GU, München 2004.

Treben, Maria: Gesundheit aus der Apotheke Gottes. Ennsthaler Verlag, Steyr 2010.

Treben, Maria: Magen- und Darmkrankheiten. Vorbeugen – erkennen – heilen. Ennsthaler Verlag, Steyr 2001.

Yayama, Toshihiko: Die Heilkraft des Qi. Eine Medizin für Körper und Geist. Kamphausen, Bielefeld 2001.